Elisabeth Breton

Réflexologie pour la forme et le bien-être

AF153322

Elisabeth Breton

Réflexologie pour la forme et le bien-être

Éditions Vie

Cover image: www.ingimage.com

Publisher:
Éditions Vie
is a trademark of
Dodo Books Indian Ocean Ltd. and OmniScriptum S.R.L publishing group

120 High Road, East Finchley, London, N2 9ED, United Kingdom
Str. Armeneasca 28/1, office 1, Chisinau MD-2012, Republic of Moldova, Europe
Managing Directors: Ieva Konstantinova, Victoria Ursu
info@omniscriptum.com

Printed at: see last page
ISBN: 978-3-639-68621-0

Réflexologie pour

la forme et le bien-être

Elisabeth Breton

Remerciements

Pour l'écriture de ce manuel, je me suis inspirée de mes 25 ans de pratique et d'expérience professionnelle dans le domaine de la réflexologie, de la relaxation et de la gestion du stress.

Plusieurs ouvrages ainsi que des éléments disponibles sur Internet ont servi de support à l'élaboration de ce livre, toutes les références sont indiquées à la fin de ce manuel.

Les dessins présentés ont été déposés le 28/02/2015 auprès de la SACD (Société des Auteurs et Compositeurs Dramatiques): « Les planches Zones Réflexes et os », enregistré sous le numéro 000109722.

Techniques réflexes conjonctives, périostées et dermalgies viscéro-cutanées (contribution ostéopathique à la réflexologie)®-Méthode originale d'Elisabeth Breton est une Marque déposée à l'INPI N°19 4 517 964, le 23/01/2019.

Les informations publiées ne prétendent en aucun cas se substituer à un acte médical ou à une prescription de médicaments. Elles ne peuvent nullement remplacer l'avis d'un médecin ou d'un autre professionnel de la santé.

J'adresse mes remerciements à tous ceux qui ont contribué d'une manière ou d'une autre à la réalisation de ce manuel.

Avec toute ma gratitude
Elisabeth Breton

Sommaire :

Réflexologie « scientifique »

Note aux lecteurs

Les indications livrées dans cet ouvrage le sont à titre d'information. Ils ne se substituent en aucun cas aux enseignements proposés au sein du Centre de formation Elisabeth Breton, dans le cadre d'une formation professionnelle.

Il est important de suivre un cursus de formation orienté dans l'accompagnement et la prise en charge de la personne par la réflexologie afin d'obtenir une qualification professionnelle nécessaire à l'exercice du métier de réflexologue.

Les protocoles de relaxation et de stimulation réflexes présents dans ce manuel sont le fruit du travail de nombreuses années, et sont basés sur l'expérience et les hypothèses élaborées au sein du Centre de formation Elisabeth Breton.

*« La méthode expérimentale est une démarche scientifique qui consiste à tester par **des expériences répétées** la validité d'une hypothèse en obtenant des données nouvelles, qualitatives ou quantitatives, conformes ou non à l'hypothèse initiale.*

*L'expérience scientifique se distingue de l'expérience empirique en ce **qu'elle exige un protocole conçu à partir d'une hypothèse »**.*

INTRODUCTION

Historique et évolution de la réflexologie

La réflexologie a ses racines dans la tradition du massage des pieds et des mains. Elle a été pratiquée depuis des millénaires en Egypte, en Grèce et en Asie. D'après certains témoignages, la réflexologie plantaire aurait trouvé son origine au Pérou environ 12 000 ans avant J.-C. La civilisation des Incas pratiquait le massage réflexe du corps.

La réflexologie est l'appellation moderne d'une très ancienne pratique manuelle. Ses origines remontent au moins à cinq mille ans.

On retrouve également des témoignages de l'utilisation de la réflexologie en Egypte ancienne. Une fresque, mettant en scène des soins réalisés à partir des pieds et des mains de patients, a été retrouvée en 1899 à Saqqarah, dans le tombeau d'Ankhmahor connu sous le nom de tombeau des médecins.

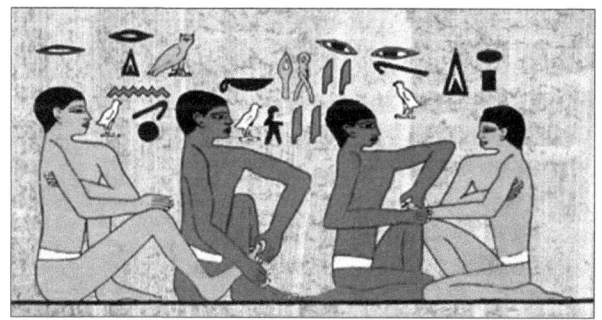

Fresque du tombeau d'Ankhmahor (2230 avant J.C.)

De nombreuses gravures et dessins hindous du IIIe siècle montrent également des scènes de massage du corps.

La réflexologie dite « moderne » a été développée au début du XXe siècle par des médecins américains et européens ayant analysé le rôle des réflexes dans le système nerveux.

Les premières études scientifiques des réflexes reposent sur des travaux de neurologie menés à la fin du XIXe siècle en Europe.

Vers 1870, en Russie, Ivan Pavlov (1849-1936), médecin et physiologiste russe, prix Nobel de médecine en 1904, développe les travaux de psychologues russes sur les réflexes conditionnées. Il s'est inspiré de ces recherches neurologiques pour établir sa « *Théorie des réflexes conditionnés* » selon laquelle il existerait une relation directe entre un stimulus et une réaction. Pour déclencher une réaction, il faut donc un stimulus. Les impulsions (stimuli) provoquées par pression sur des zones réflexes du pied agissent sur le système nerveux autonome lequel contrôle le fonctionnement neurovégétatif des organes, des muscles et des glandes.

Vers 1890, à Londres, Sir Henry Head, neurologue anglais, fait le lien entre les zones hypersensibles de la peau et les organes malades, dénommés « *dermatomes ou zones de Head* ». Les dermatomes sont les zones de la peau innervées par un nerf spinal et reliées à certains organes du corps par des connexions nerveuses.

Vers 1902, en Allemagne, le Docteur Alfons Cornelius met au point le massage réflexe et se concentre sur un massage prolongé des zones sensibles. Il a écrit « *Les points nerveux, leur signification et traitement* ».

La réflexologie plantaire telle qu'elle se pratique aujourd'hui trouve ses fondements dans les travaux du Docteur William Fitzgerald. En 1915, William Fitzgerald (1872-1942), médecin américain, publie « *La thérapie des zones* ».

Il y décrit en détail les dix zones longitudinales égales qu'il a déterminées sur le corps ; cinq de chaque côté de la ligne médiane.

Chacune de ces zones part du milieu d'un des orteils, traverse le corps jusqu'au haut de la tête, puis longe les bras pour se terminer dans les doigts de la main. Chaque organe ou partie du corps est représenté dans les mains et les pieds.

En 1919, Joseph Riley, médecin américain, publie « *Zone therapy simplified* ».

Eunice Ingham (1889-1974), physiothérapeute américaine, et collaboratrice des

Drs. Fitzgerald et Riley, fait connaître la réflexologie plantaire au grand public à travers son ouvrage : "*Ce que les pieds peuvent raconter grâce à la réflexologie*", publié en 1938. Elle a mis au point la pratique de la réflexologie plantaire en s'inspirant de « *La thérapie des zones* », de Dr. W.Fitzgerald.

Dans les années 1930, Eunice Ingham élabore une carte détaillée établissant une correspondance entre les points et les zones du pied et les organes du corps. Ensuite, les « cartes réflexes » des pieds et des mains furent affinées et jusqu'à tenter de refléter avec précision l'organisation anatomique du corps, de sorte qu'il est maintenant possible d'établir précisément un rapport entre points réflexes neurologiques et organes correspondants. Eunice Ingham fut une pionnière en ouvrant la première école de réflexologie aux Etats-Unis.

« *Thérapie Zonale* » du Dr William Fitzgerald

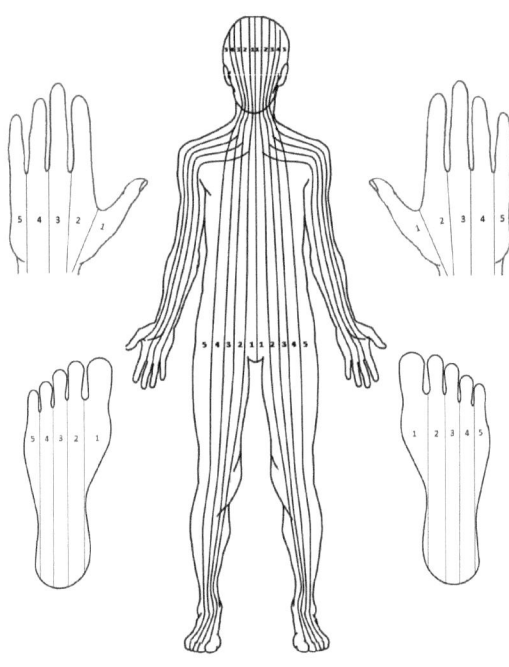

De nombreuses études et ouvrages sur les « massages réflexes » ont été publiés depuis le début du XXe siècle.

En 1930, Chapman, un chiropracteur américain, observe qu'un flux lymphatique paresseux entraîne des dysfonctionnements physiques. Il établit une série de points réflexes lymphatiques dont la stimulation améliore la santé de ses patients.

George Goodheart, chiropracteur, notamment connu pour son travail relatif à la kinésiologie appliquée dans les années 1960, approfondit ses recherches et associe les points de Chapman aux muscles. Il observe que la stimulation des points de Chapman permet de renforcer un muscle ou de le détendre.

Dans son ouvrage "*La Santé par le Toucher*", John Thie, chiropracteur américain, nomme les points de Chapman "*Les points réflexes Neurolymphatiques*" et établit une carte de ces points sur le corps.

Evolution des réflexothérapies en Europe :

Wolfgang Kohlrausch, médecin allemand, auteur de plusieurs ouvrages sur les zones réflexes :

« *Les rapports réciproques réflexes entre les organes internes et les muscles squelettiques et leur usage thérapeutique* » (1937).

« *Zones réflexes dans la peau, le tissu sous-cutané et les muscles* » (1953).

« *Les bases du massage des zones réflexes* » (1956).

« *Massage des zones réflexes dans la musculature et dans le tissu conjonctif* » (1961).

Teirich-Leube, médecin allemand, publie en 1952 « *Massage des zones réflexes dans le tissu conjonctif en présence des maladies rhumatismales et des maladies des organes inter*nes ».

Elisabeth Dicke, physiothérapeute allemande, publie en 1958 « *Mon massage du tissu conjonctif* ».

Les massages réflexes ont été longtemps pratiqués par des chiropracteurs, des ostéopathes ou des kinésithérapeutes.

En France, les premiers « réflexologues », issus d'un milieu non médical, apparaissent dans les années 90.

Actuellement, il y a peu d'explications scientifiques sur le mécanisme d'action de la réflexologie, en revanche les grandes lois de la Réflexologie ont été dégagées à la suite des travaux en neurophysiologie, notamment ceux du Docteur Jean Bossy (1929-2009). Professeur à la faculté de médecine de Montpellier, il a publié plus de 220 articles sur la neuroanatomie, l'organogénèse, l'acupuncture et la réflexothérapie. Son ouvrage « *Bases neurologiques des réflexothérapies »*, publié en 1975 *(3ème édition en 1983)* demeure une référence.

Raymond Richard (1942-2011), ostéopathe, auteur de 12 ouvrages traduits en plusieurs langues dont le manuel sur les « *Techniques réflexes conjonctives, périostées et dermalgies viscéro-cutanées* » publié en 2001, présente une étude synthétique du tissu conjonctif, à partir d'auteurs allemands et autrichiens.
Raymond Richard fut Président de l'International Council of Osteopaths, fondateur et directeur de l'Osteopathic Research Institute.

Elisabeth Breton, ancienne élève de Raymond Richard, de l'Institut Ostheopathic Research Institute, enseigne la réflexologie dite « occidentale » et les techniques réflexes du tissu conjonctif, périostée et viscéro-cutanées au sein de son Centre de formation E. BRETON.

Différentes approches de la réflexologie

Il existe plusieurs approches de la réflexologie. On peut en distinguer au moins trois principales :

1. **L'approche chinoise**, la plus ancienne, fondée sur les principes de médecine traditionnelle et l'énergétique chinoise. Cette approche se base sur la théorie des méridiens et les flux énergétiques du corps selon laquelle tout blocage du flux énergétique peut entraîner une perturbation organique. Le long des méridiens, il y a de nombreux points appelés acu-points qui sont des vecteurs d'énergie. Ceci a donné naissance à l'acupuncture.

2. **L'approche américaine, Méthode Ingham®**, (dite réflexologie « moderne » ou « occidentale ») suit les principes de la neurophysiologie.

3. **L'approche issue des thérapies manuelles** : massothérapie réflexe, réflexothérapies (*auriculothérapie, acupression auriculaire, sympathicothérapie…*), traitement des Triggers Points, traitement des Points Knap,Techniques réflexes périostées, du tissu conjonctif et dermalgies viscéro-cutanées.

Autres approches de la réflexologie : *arkaréflexologie®, aromaréflexologie®, Dien'Cham®, Dien'Chan®, iridologie, réflexologie amérindienne, réflexologie sud-africaine, réflexologie plantaire indienne, Nuad Thao ou réflexologie thaï, réflexologie tibétaine, ….*

Nouvelle tendance : la réflexologie neurophysiologique à visé scientifique.

PREMIERE PARTIE

Définition et mécanismes d'action de la réflexologie

Selon la définition de Wikipédia, l'encyclopédie libre :

« *La réflexologie repose sur le postulat que chaque organe, partie du corps ou fonction physiologique correspondrait à une zone ou un point sur les mains, les pieds ou les oreilles.*
Un toucher spécifique appliqué sur ces zones permettrait ainsi de localiser et dissiper les tensions afin de rétablir l'équilibre du corps ».

Edzard Ernst, médecin britannique, a participé à de nombreuses publications médicales et scientifiques dans le domaine des médecines non conventionnelles.
Dans son ouvrage « *Médecines alternatives : le guide critique* », publié en 2005, il définit la réflexologie comme suit :
« *Méthode thérapeutique faisant appel à la pression manuelle appliquée sur des régions spécifiques, ou zones, des pieds (et parfois des mains ou des oreilles) réputées correspondre à des régions du corps, afin de faire disparaître le stress, ainsi que de prévenir et de traiter les troubles physiques* » (p. 66).

En ce qui concerne les effets de la thérapie des zones réflexes, il existe plusieurs théories.
Il est supposé, par exemple, que les zones réflexes sont reliées aux organes par des connexions nerveuses ou des trajets énergétiques (méridiens) ou que la conduction des stimuli s'effectue par le biais de la matrice extracellulaire.

Pour bien comprendre le **mécanisme d'action** de la réflexologie, il est primordial de bien connaître le fonctionnement du système nerveux puisqu'il y a un lien étroit entre stimulation réflexe et système nerveux.

En effet nous ne pouvons pas parler de la réflexologie sans faire appel au fonctionnement du système nerveux. Celui-ci est un support primordial pour la pratique du réflexologue. La Réflexologie est liée aux stimuli nerveux. Il est avéré que "des courants électriques" traversent le corps via le système nerveux, lui-même relié à tous les organes et tissus du corps. Lorsque tout va bien, les effets électriques des cristaux liquides présents dans certaines cellules du corps s'accordent aux fréquences de la zone concernée.

La réflexologie est étroitement liée aux réflexes. Le mot « réflexe » vient du latin *reflexus* qui veut dire « réfléchi ». Le réflexe est donc une réponse nerveuse à une excitation mécanique ou électrique.

Selon le Grand Dictionnaire encyclopédique Larousse, le réflexe est une
« *réponse motrice inconsciente ou involontaire provoquée par une stimulation sensitive ou sensorielle* ».

Les réflexes sont des réponses physiologiques (motrices, viscérales ou glandulaires) qui succèdent à des stimuli sensitifs ou sensoriels. Un réflexe est une réponse rapide à un stimulus. Par exemple, le toucher réflexe est un stimulus.

Rappelons que la peau et le système nerveux ont la même origine embryonnaire. Par conséquent il existe une possibilité de stimulation ou d'inhibition du système nerveux par l'intermédiaire de la peau qui est un organe sensoriel. Le toucher est l'un de nos cinq sens.

Les récepteurs sensoriels situés dans notre peau et les zones sensitives de notre cerveau nous permettent de percevoir des sensations, d'analyser ce que nous touchons, de reconnaître le chaud du froid et de réagir à la douleur ou à la pression.

Il existe une relation directe entre un stimulus et une réaction. Un stimulus est un signal physique ou chimique auquel l'un de nos organes des sens est sensible.

Les récepteurs du toucher, qui sont en fait des terminaisons nerveuses, se trouvent dans la peau. Ils sont particulièrement abondants à l'extrémité des doigts, et permettent donc à l'homme d'explorer son environnement par le toucher.

La sensation de ce que nous avons touché remonte au cerveau par les fibres spécialisées dans la perception de la pression, de la douleur et de la température. L'information voyage depuis les terminaisons nerveuses situées au bout des doigts jusqu'au cerveau où elle est analysée et décryptée, comme agréable ou désagréable, par les aires de la sensibilité correspondante. Puis le cerveau renvoie une impulsion de réponse aux cellules leur permettant de s'adapter aux conditions extérieures.

Trois systèmes travaillent pour remplir la mission du système nerveux :

1. Le système nerveux central : Encéphale - cerveau, cervelet et tronc cérébral, et la moelle épinière ou spinale.

2. Le système nerveux périphérique : constitué de nerfs sensitifs et moteurs issus de la moelle et du tronc cérébral.

3. Le système nerveux autonome ou neurovégétatif : c'est la partie du système nerveux régulant l'activité interne de l'organisme, contrôlant les organes dont le fonctionnement est essentiel à celui-ci, et totalement indépendant de la volonté consciente de l'individu : le cœur, les vaisseaux sanguins, l'intestin, les reins, les différentes glandes, etc...

Il permet le fonctionnement des viscères. Il est responsable de la régulation et de la coordination des fonctions vitales de l'organisme. Il veille à ce que le corps soit maintenu en état de fonctionnement. Il est gouverné par le tronc cérébral et l'hypothalamus (une région centrale du cerveau).

Le système nerveux autonome ou neurovégétatif comprend deux systèmes :
- le sympathique ou orthosympathique (celui qui accélère) et
- le parasympathique (celui qui ralentit).

Directement ou indirectement, la Réflexologie intéresse chacun de ces systèmes nerveux.

Branches du système nerveux

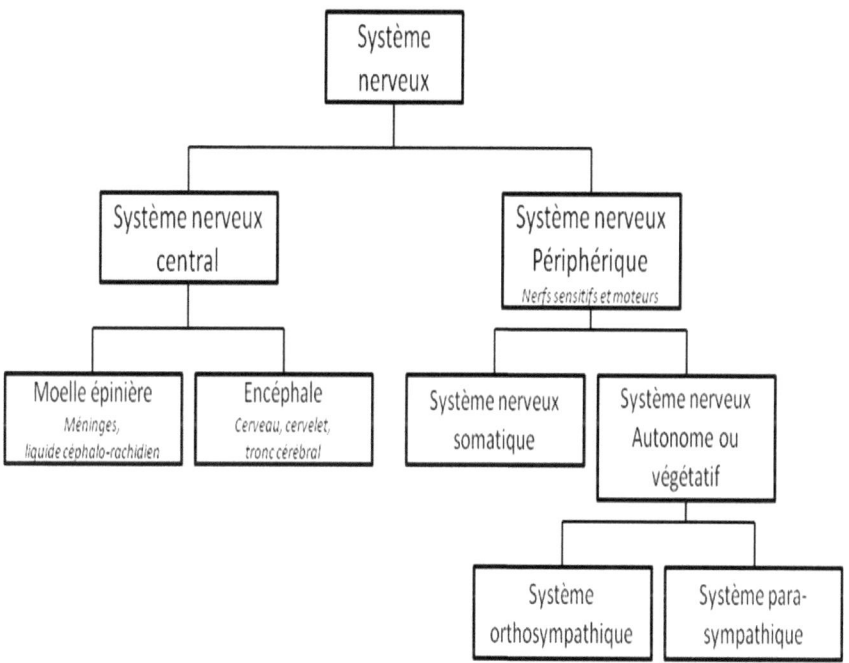

Dès que nous posons les mains sur le corps, des milliers de récepteurs s'animent pour recueillir l'information sensorielle (en l'occurrence la pression par le toucher sera perçue comme un stimulus) et en fonction des « stimuli », différents récepteurs sensitifs seront excités.

La sensation tactile est déterminée par des corpuscules :
-   Les corpuscules de Pacini se situent dans les couches profondes du derme, dans les aponévroses des muscles et dans le périoste autour des articulations. On en trouve, en très forte concentration, dans les doigts et la

paume des mains. Ils permettent de percevoir le sens de la pression (baresthésie), lorsque nous nous sentons serrés dans un vêtement ou des chaussures par exemple.

- Les corpuscules dits de Meissner, se trouvent essentiellement sur la face palmaire (paume de la main et dessous des doigts) ainsi que sur la plante des pieds. Ils sont particulièrement sensibles aux vibrations.

- Les corpuscules dits de Ruffini sont répartis entre l'épiderme et le derme. Ils nous informent sur l'exacte localisation d'un point du corps stimulé par une sensation, quelle qu'elle soit.

- L'organe ou disque de Merkel, à partir duquel les informations mécaniques quant à l'intensité et la durée de la pression sur la peau sont directement répercutées sur le système hormonal par les cellules de Merkel.

Classification des récepteurs sensoriels selon leur localisation :

- Les extérocepteurs, situés à la surface du corps, sont sensibles aux stimuli externes ; ils informent sur le milieu extérieur.

- Les intérocepteurs, à l'inverse, sont situés dans les vaisseaux sanguins, les muscles et le système nerveux ; ils informent sur le milieu interne.

- Les propriocepteurs, situés dans les muscles, les tendons, les articulations et dans l'oreille interne, informent sur la position du corps, des muscles et des articulations.

Classification des récepteurs en fonction des stimuli qu'ils enregistrent :

- Les mécanorécepteurs produisent des influx nerveux lorsque les tissus où ils sont présents sont déformés par des facteurs mécaniques : le toucher, la pression, les vibrations et l'étirement.

- Les thermorécepteurs répondent aux changements de température.

- Les photorécepteurs, comme ceux de la rétine, réagissent à l'énergie lumineuse.

- Les chimiorécepteurs sont sensibles aux substances chimiques en solution, aux molécules respirées (odeurs) ou goûtées, et aux changements de la composition chimique du sang.

- Les nocicepteurs réagissent au stimulus nuisible et les informations sensorielles qu'ils transmettent sont interprétées comme douloureuses par le cerveau.

Ces récepteurs sont reliés à des fibres nerveuses, qui remontent jusqu'à la moelle épinière, au tronc cérébral, au cervelet et au cerveau. La stimulation des cellules nerveuses du pied ou de la main, également désignées par le terme de points ou zones réflexes, au moyen de pressions entraîne une meilleure transmission du flux nerveux le long des voies nerveuses dans le corps et les organes.

Le système nerveux ressemble à un vaste réseau de communications à travers tout l'organisme. Les nerfs transmettent des messages venant de toutes les parties du corps au cerveau sous forme de signaux électriques. Les signaux du cerveau sont relayés le long de la moelle épinière *via* les nerfs jusqu'aux différentes parties du corps, puis l'information revient au cerveau.

Le fonctionnement du système nerveux est possible grâce à la circulation de signaux dans un réseau de neurones, qui s'articulent entre eux par des synapses.

Le neurone est une cellule nerveuse constituant l'unité fonctionnelle de base du système nerveux, spécialisé dans la réception et la transmission des messages nerveux. Les neurones sont des cellules avec de nombreux prolongements.

Les neurones ont pour rôle de recevoir, de propager, et de faire circuler les informations entre l'environnement et l'organisme, ou au sein de l'organisme.

Ce réseau d'une grande complexité est chargé de capter les signaux électriques appelés influx nerveux, et de les transmettre à d'autres neurones, à des muscles ou à des glandes. Le neurone assure la conduction de l'influx nerveux et la synapse assure la transmission de cet influx soit d'un neurone à l'autre, soit d'un neurone à l'organe-cible.

L'organisation des neurones s'appuie sur le principe de divergence et de convergence.

Divergence : chaque neurone distribue les signaux qu'il émet de façon large et à de nombreux niveaux : moelle épinière, cervelet, cortex.

Convergence : un neurone reçoit un ensemble d'informations en provenance de plusieurs autres neurones. Il y a une synthèse d'intégration de l'information.

Selon les travaux du Professeur Jean Bossy (neurologue), c'est la convergence sur une même unité neuronale qui rend compte de la représentation périphérique des organes.

« La stimulation des zones réflexes ne suivra pas une cartographie précise, donnant une juste représentation des organes (comme c'est défini dans le postulat de la réflexologie), mais une « topographie nerveuse métamérique de l'innervation de ces organes, en représentant les plexus végétatifs ».

« Bases neurologiques des réflexothérapies », de J. Bossy (1975).

Il est fort probable que le fonctionnement de la réflexologie dite « occidentale » soit inspiré par le principe de *« La négativation électrique »* de Charles Laville (Ed. Masson, Paris 1954).

La négativation électrique est un mode particulier d'électrothérapie utilisant à doses infimes des impulsions rythmées et modulées d'électricité. Elle est pratiquée à l'aide d'un instrument appelé : « Appareil de négativation électrique » ayant succéder à électro-pulsateur de Charles Laville. L'application thérapeutique de l'électricité avait, dès 1827, pu être envisagée sur des bases rationnelles (*pour Orioli, Bologne 1827 « Tout organe est un appareil électrique »*).

Le procédé de la négativation électrique met en jeu la plus faible quantité d'énergie électrique possible. Ces doses infinitésimales déterminent, par leur action pulsatrice, une vibration rétablissant le fonctionnement des cellules déficientes. Ces doses se situent en-dessous du seuil de la sensation (le patient n'accuse aucune sensation de chaleur ou de picotement). *Le malade vibre « des pieds à la tête » comme s'il était soumis à un véritable « massage électrique cellulaire »,* le patient entre en vibration à la cadence qui lui est imposée par l'appareil.

L'*ionocinèse* est une des méthodes d'électrothérapie qui n'interfère pas négativement sur les mécanismes biochimiques de la cellule. Cette pratique, élaborée par le Docteur Jacques Janet, permet l'application de champs électriques régulés (courants constants) dans le but d'agir à plusieurs niveaux :

- action stimulante des fonctions organiques par le réveil de courants endogènes indispensable au fonctionnement électrochimique des tissus vivants,
- action sur le système circulatoire (sang, lymphe, …),
- action drainante,
- introduction d'agents thérapeutiques naturels par électrophorèse,
- hydratation des tissus.

Les pressions réflexologiques (pressions cadencées, répétitives, rythmées…) ont plus ou moins la même portée, celle de déclencher une animation (un courant de flux réflexologiques) et de réaliser un programme d'action (ralentir ou stimuler) en procurant à la personne une forme d'un « *massage réflexologique cellulaire* ».

La stimulation des zones réflexes plantaire ou palmaire va engendrer une multitude de stimuli et activer l'animation des « *flux réflexologiques* ». Ces flux sont perçus par le système nerveux central et périphérique, responsable de l'envoi, de la réception et du traitement des influx nerveux. Tous les muscles et les organes du corps dépendent de ces influx nerveux pour fonctionner.

Le « *flux réflexologique* » devient un message nerveux, de nature électrique ou chimique, qui est transmis le long des fibres nerveuses d'un neurone à l'autre, et codé en potentiel électrique transmembranaire, appelé *potentiel d'action,* autrefois et encore parfois appelé influx nerveux.

La réflexologie utilise les voies du système nerveux central et périphérique, et les arcs réflexes viscéraux du système nerveux végétatif.

Un arc réflexe viscéral est un circuit de fibres nerveuses qui apporte à la moelle les informations depuis les viscères puis repart chargé des ordres issus de la même moelle épinière, sans intervention du cerveau et de la volonté consciente.

Les réactions réflexes ont pour but de rétablir et de maintenir l'équilibre du métabolisme.

Une des activités de réflexologue est de détecter au plus tôt le déséquilibre neurovégétatif et les troubles fonctionnels.

Bien qu'on ne puisse encore en expliquer tous les mécanismes, on sait aujourd'hui qu'il existe d'importantes interactions entre le système immunitaire, le système nerveux et le système endocrinien.

« *Sur le plan physiologique, on constate des interactions nombreuses entre le système sympathique et le système cérébro-spinal : réflexes somatiques et réflexes viscéraux se combinent ; des stimuli venus du monde extérieur peuvent se réfléchir sur nos viscères ; des sensations nées dans notre monde intérieur ou viscéral peuvent troubler notre vie de relation* ».

Guy Lazorthes, 1910-2014, neurochirurgien français.

Parution en 2020 de l'ouvrage « *Grand manuel de réflexothérapie - Fondement neuro-anatomiques et applications thérapeutiques* » du Docteur Philippe Malafosse. « *La réflexothérapie est une méthode thérapeutique d'activation des zones du corps les plus riches en récepteurs cutanés. Son efficacité, constatée, reposerait sur l'arc réflexe musculo-cutanéo-viscéral. La stimulation d'un point réflexe crée une information neurologique qui induit des réactions de réharmonisation sur les organes, rétablissant ainsi leur bon fonctionnement* ».

L'équilibre et l'intégrité du système nerveux concourent à l'harmonie et augmentent la **capacité d'autorégulation** de notre corps.

DEUXIEME PARTIE

Stress et réflexologie

Le stress est une réaction physique, physiologique et psychologique du corps lui permettant de s'adapter aux événements de la vie quotidienne. Beaucoup de problèmes de santé peuvent être liés au stress nerveux et à la tension.

Le stress, anglicisme signifiant « tension », issu du latin *stringere* (« mise en tension »), n'est pas une émotion mais une réponse « en cascade » du corps tout entier face à un danger (réel ou supposé). Cette riposte immédiate crée une tension corporelle et psychique, et provoque des émotions négatives, comme la peur et l'anxiété, qui conduisent à imaginer le pire.

Le stress peut générer un hyperfonctionnement du système nerveux. Un événement stressant provoque une réaction en chaîne qui débute dans le cerveau et aboutit à la production de cortisol par les glandes surrénales.

Le cortisol active alors en retour deux zones du cerveau : le cortex cérébral pour qu'il réagisse au stimulus stressant (fuite, attaque, immobilisation...) et l'hippocampe, qui va apaiser la réaction. Si le stress est trop fort ou prolongé, l'hippocampe saturé de cortisol ne peut plus assurer la régulation.

Stimulé, notre système nerveux sympathique déclenche des réactions en chaîne : augmentation de la sécrétion d'adrénaline, accélère la fréquence cardiaque et dirige le flux sanguin vers nos muscles, et sécrétion du cortisol, qui entraîne un surplus d'énergie. Nous sommes en état d'alerte maximum, toutes nos ressources physiques et intellectuelles sont mobilisées pour trouver une solution à la situation : fuir ou affronter.

Après quelques minutes, une fois le danger écarté, l'organisme puise dans ses réserves d'énergie et libère d'autres hormones (endorphine, dopamine et sérotonine) pour un retour au calme.

Lorsque le stress perdure, nous nous trouvons dans un état de réponse permanente, ce qui use notre système cardio-vasculaire, diminue nos défenses immunitaires et perturbe un ensemble de régulations hormonales indispensables au bon fonctionnement de notre corps.

Le stress fait vieillir nos cellules plus rapidement en diminuant la fonction des télomères. Inconnus il y a encore dix ans, les télomères, depuis, passionnent de nombreuses équipes de chercheurs. Placées à l'extrémité des chromosomes, ces structures sont produites durant le développement embryonnaire. Ce sont de courtes séquences d'ADN répétées plusieurs milliers de fois.

Elles prolongent les chromosomes et leur assurent une protection contre les effets du temps et de l'environnement. Leur raccourcissement est un phénomène naturel qui témoigne de notre vieillissement au niveau cellulaire. Si elles sont absentes, la survie et la reproduction des cellules sont en péril.

La télomérase : cette enzyme naturellement présente dans l'organisme, a pour rôle de réparer les télomères à l'extrémité de nos chromosomes, dont le raccourcissement entraîne le vieillissement de nos cellules. A ce titre, la télomérase pourrait bien être l'enzyme de la jeunesse éternelle. La télomérase est une enzyme impliquée dans le vieillissement cellulaire qui joue un rôle déterminant dans la cancérisation des cellules. Le stress a un impact direct sur la diminution des télomères.

Les trois composantes du stress :
L'agent de stress ou source, la réaction de stress et l'attitude.

1. **L'agent de stress ou source** : un stimulus d'ordre physique, mental, émotionnel ou social survient auquel il faut s'ajuster. Le stimulus peut être mineur ou important, positif ou négatif, exceptionnel ou constant, prévu ou inattendu, etc.

De nombreux événements peuvent devenir un facteur de stress.

Priorité : le reconnaitre.

2. **La réaction de stress** : Lorsque le cerveau sonne l'alerte, des réactions physiologiques immédiates (l'augmentation du rythme cardiaque, la constriction des vaisseaux sanguins et la montée d'adrénaline) assurent que le corps puisse réagir à la situation. S'ils persistent au-delà du temps nécessaire ces mécanismes donnent lieu aux symptômes de stress chronique. Priorité : savoir le canaliser.

3. **L'attitude** : L'intensité de la réaction de stress dépend du message envoyé par le cerveau aux glandes endocrines, et donc de la perception qu'a l'esprit du stimulus en question. Priorité : le travail contre le stress et la prévention du stress.

Le modèle « *Théorie de l'évaluation cognitive* » a été proposé par Lazarus et Folkman en 1984. Selon Richard Lazarus (psychologue), le stress est un processus à double sens. Il suppose l'existence de facteurs de stress dans l'environnement et la réaction d'un individu soumis à ces facteurs de stress. Cette conception a mené à la théorie de l'évaluation cognitive.

L'effet stressant est essentiellement le résultat de l'écart entre les exigences de la situation et les possibilités subjectives de contrôle. Si la menace perçue est supérieure aux ressources perçues, il y a stress.

Face à une situation qui pose problème à l'individu, celui-ci va procéder d'abord à une évaluation de l'enjeu de la situation : représente-elle une perte, une menace, un défi ? *(évaluation primaire)*.

La personne évalue ensuite les ressources dont elle dispose pour agir, répondre ou éventuellement intervenir sur la situation problématique *(évaluation secondaire)*.

C'est l'appréciation personnelle de ces deux dimensions qui va générer ou non du stress perçu chez la personne, qui ensuite va mettre en place un comportement.

« *Théorie de l'évaluation cognitive* » par Lazarus et Folkman

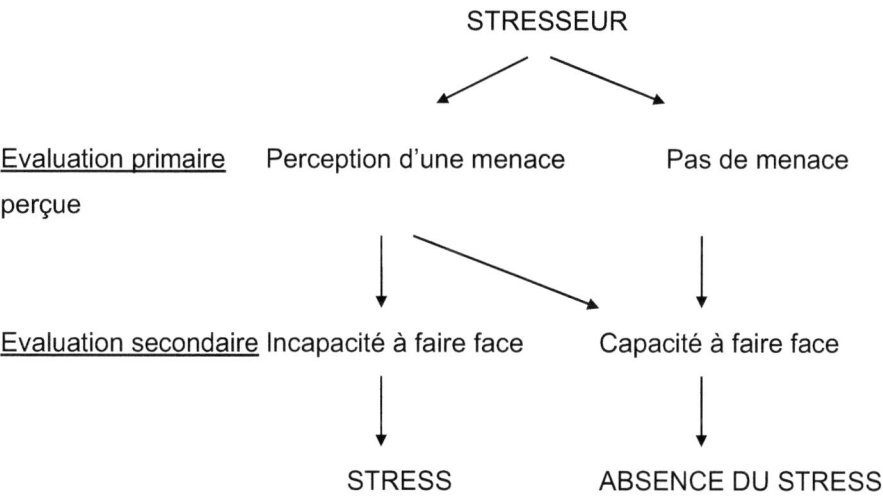

Le « père » du stress « moderne ou pathologique », Hans Selye (1907-1982), fondateur et directeur de l'Institut de médecine et chirurgie expérimentale de l'Université de Montréal, développe dans les années 1930, une théorie de l'impact du stress et conduit des recherches sur l'aptitude des individus à s'adapter au stress d'une maladie ou de blessures. Les symptômes similaires qu'il observe reçoivent le nom de **syndrome général d'adaptation** (SGA).

Il a différencié un stress négatif, porteur de tension (*distress*), d'un stress positif (*eustress*), vecteur de bien-être. Aujourd'hui, la distinction se fait entre stress aigu, qui mobilise nos ressources, et stress chronique, qui les épuise. Le premier est une tension de tout l'être en vue de répondre rapidement à une situation précise au moment présent.

Il s'agit d'une réponse d'adaptation dont dépend notre survie. En ce sens, c'est une réponse « positive ». Mais celle-ci devient « négative » quand elle perdure.

Le stress est alors chronique et épuise nos défenses tant physiques que psychiques, jusqu'à la maladie ou la dépression.

Selon les travaux de Hans Selye et de ses successeurs, le syndrome d'adaptation se développe en trois phases :

Première phase : la phase d'alarme.
Deuxième phase : la phase de résistance.
Troisième phase : la phase d'épuisement.

Première phase : la phase d'alarme.
C'est la phase initiale, où apparaissent les premières réactions à l'agression. Chez l'homme, la réaction d'alarme est bien connue : le cœur s'accélère, la respiration est courte et rapide, et on observe des modifications de la répartition du sang dans l'ensemble de l'organisme. Tout le corps est immédiatement préparé à l'action par le système orthosympathique qui déverse l'adrénaline dans le sang et les terminaisons nerveuses.

L'adrénaline et le cortisol sont les principales hormones responsables des réactions physiologiques observées dans le stress. Les taux de cortisol et d'adrénaline augmentent de façon importante et permanente en cours d'un stress. Ces hormones agissent à distance sur les organes périphériques.

Ce sont les régions les plus primitives de notre cerveau : les structures dites *limbiques, comme l'amygdale et l'hippocampe*, impliquées notamment dans la formation des émotions et de la mémoire, qui déclenchent l'alarme.

Nos habitudes sont enregistrées dans notre subconscient. Lorsqu'une tâche ou une action est répétée suffisamment de fois, elle devient automatique. Nous sommes soumis au cerveau reptilien et au cerveau limbique, qui reflètent nos mécanismes de défense et de résistance (mécanisme de fuite, de lutte, d'inhibition).

Cette phase d'alarme ne dure pas plus de vingt-quatre heures car le corps s'y épuiserait. Le retour à l'équilibre se fait grâce au système nerveux parasympathique.

Deuxième phase : la phase de résistance.

C'est la phase où l'organisme cherche la meilleure façon de s'adapter. Au cours de cette deuxième phase, les glandes surrénales sécrètent le cortisol (*hormone de l'endurance*). Le pic de sécrétion maximale de cortisol se produit trente minutes après le début d'un stress, pour s'éliminer progressivement en deux heures environ.

Au lieu d'être sécrété de façon rythmique, avec une pointe au petit matin, pour préparer la journée, le cortisol est sécrété « à jet continu ».

Cette sécrétion permanente de cortisol entraîne à la longue des troubles divers : troubles digestifs, troubles de sommeil, troubles hormonaux, douleurs articulaires, musculaires....

C'est dans cette phase que différents *maux psychosomatiques* (maux de tête, fatigue, anxiété, brûlures d'estomac (acidités), maux de ventre, ballonnements, inconfort intestinal, crampes, palpitation, oppression respiratoire, prise de poids ou perte d'appétit, baisse d'immunité, problème de peau, tensions musculaires et tant d'autres dérèglements intérieurs…) peuvent apparaitre pour « permettre » *une adaptation de survie*, de notre corps sur le plan physique, psychique, et physiologique face aux phénomènes du stress quotidien.

Dans cette phase, le stress s'installe, devient chronique et le système nerveux parasympathique, celui qui permet la récupération et la régénération, ne joue plus son rôle, il est freiné voir inhibé.

Troisième phase : la phase d'épuisement.
Le corps est débordé par le stress si celui-ci persiste. La personne n'arrive plus à faire face, à résister au stress et épuise ses réserves de défenses immunitaires. Et plus le stress dure, moins il est contrôlable par l'organisme. Le système immunitaire s'écroule et laisse la place aux pathologies lourdes (infarctus, hypertension artérielle, récidives de cancer, dépression grave, anxiété chronique, burn out…).

Il est possible de mesurer le « *taux d'usure physiologique* » lié au stress chronique par une prise de sang et un test salivaire.
Robert Paul Juster, chercheur, et Sonia Lupien, directrice du Centre d'études sur le stress humain, ont identifié 15 marqueurs biologiques du stress, dont les taux de cholestérol et d'insuline ainsi que le taux de cortisol, l'hormone du stress.
Plus ces marqueurs sont élevés et plus le risque de burn-out l'est aussi, ont-ils remarqué dans le cadre d'une étude.

Stress et quelques symptômes :
Le stress provoque des troubles somatiques et notamment des dérèglements du système neurovégétatif avec hyperactivité du système sympathique : Bouche sèche, sensation de boule dans la gorge, respiration difficile, tachycardie, transpiration, gène ou douleur thoracique, sensation que l'estomac se noue et se tord, froid, tremblements, tensions musculaires.

Incapacité de se détendre, sensation d'être survolté, mictions fréquentes, sensation de ballonnement ou de lourdeur du ventre, colon irritable.

Symptômes physiques du stress : Fatigue, tensions musculaires, troubles du sommeil, troubles de l'appétit, problèmes digestifs, douleurs (surtout au ventre et à la tête), vertiges.

Symptômes psychiques du stress : Difficulté à se concentrer et à prendre une décision, agitation, irritation, inquiétude, anxiété, faible estime de soi, baisse de la libido.

Symptômes comportementaux du stress : Isolement social, absentéisme au travail, évitement de situations exigeantes, difficulté à s'organiser, perception négative de la réalité, tendance à consommer plus de tabac, de caféine et de drogues, changement du comportement alimentaire.

Le Docteur Thurin, psychiatre, psychanalyste, livre une explication sur le phénomène du stress : *« Le stress est peut-être le phénomène qui rapproche le plus le corps de l'esprit ».* (Thurin, 2007, p. 1).
« Répondre aux sollicitations externes tout en maintenant une relative stabilité du milieu intérieur demande à l'organisme des ajustements permanents. Le stress est à la fois la cause et l'effet de ce processus biologique qui est au service de l'action, voire de la survie de l'individu. » (Thurin J-M & Baumann N., 2003, p. 2).

Extrait du Mémoire présenté pour la validation du Diplôme Universitaire *« Stress, traumatisme et pathologies »*, par Nadine Quéré, Unité de Formation et de Recherche de Médecine Pierre et Marie Curie, Masseur-Kinésithérapeute D.E, consultante en Gestion du stress.

« Le stress peut être source de douleur.

Sous l'effet de la répétition de stress, les crispations augmentent, le pH du tissu conjonctif s'acidifie, entraînant une stagnation des liquides et une perte d'élasticité et de souplesse générale du corps. Les tensions des tissus engendrées par le stress, les entrappements des artères et une perturbation de la circulation sanguine peuvent être la cause de déclenchement de douleurs.

Les récepteurs de la douleur sont stimulés et en même temps, des substances telles que l'adrénaline et la norépinephrine, qui touchent le système nerveux durant le stress, sont sécrétées. Elles augmentent et accélèrent de manière directe ou indirecte la tension musculaire. Ensuite, comme un cercle vicieux, la douleur engendre la tension et augmente le stress qui intensifie la douleur.

Il existe un lien important entre stress-tension et douleur.

La douleur à elle seule peut-elle engendrer un état de stress ?

Il est évident que la douleur ajoute en elle-même un stress. La douleur chronique ou persistante perturbe la vie et diminue la capacité de supporter le stress de la vie quotidienne.

Elle affaiblit le système immunitaire et peut occasionner de l'anxiété, de la colère et des symptômes dépressifs. La dépression est l'un des problèmes les plus fréquents chez les personnes souffrant de douleur chronique. Lorsque la douleur entraîne une perte d'autonomie ou de mobilité qui réduit la participation aux activités sociales, le risque de dépression augmente considérablement.

La relaxation est une approche reconnue efficace dans le traitement du stress et de la douleur. La douleur et le stress sont sources de tensions musculaire et psychologique. Ces tensions peuvent être réduites en faisant des exercices de relaxation qui permettent d'atteindre un état de détente physique au cours duquel la pression sanguine baissera, la respiration ralentira et le corps produira moins d'adrénaline.

Au fur et à mesure que les muscles se décontractent, le corps libère des opiacés naturels, les endorphines, dont les propriétés analgésiques sont semblables à celles des opiacés de synthèse comme la morphine. Ainsi, la réduction de la tension musculaire procure en soi un soulagement de la douleur ou de l'inconfort. Le soulagement des tensions est donc au cœur des techniques de relaxation.

Il semble difficile de penser que cette méthode devrait être apprise mais, en effet, se relaxer n'est pas si simple et peu de personnes y arrivent spontanément ; il ne sufit pas simplement de se laisser aller dans un fauteuil confortable. On se repose peut-être pendant un certain temps, mais cela ne veut pas dire qu'on va atteindre un état de profonde relaxation.

La relaxation est pourtant nécessaire pour la santé physique et psychique mais malheureusement devient impossible en cas de stress intense et de douleurs ingérables ».

La réflexologie est une technique de relaxation et un excellent outil antistress. Grâce aux réseaux des terminaisons nerveuses et des voies neuro-réflexes, la réflexologie utilise la relation qui existe entre les organes, les glandes et les zones réflexes situés aux niveaux des pieds, des mains, du visage ou des oreilles.

La réflexologie se base sur le fait que les nerfs et les organes du corps sont reliés à des points spécifiques (appelés également zones réflexes) situés aux extrémités des pieds, des mains et de la tête. La réflexologie agit sur tous les systèmes du corps avec un champ d'action spécifique sur le système nerveux central et périphérique (voies sensitives et motrices) et sur le système neurovégétatif (orthosympathique et parasympathique).

Le toucher réflexe est un stimulus, capté par différents récepteurs de la peau et transformé en influx nerveux. Cet influx nerveux devient un message nerveux qui est véhiculé par le système neuronal dans toutes les branches du système nerveux, et ceci tout au long du soin. Les informations sont véhiculées par le système nerveux périphérique sensitif et moteur jusqu'au cerveau.

Le cerveau est organisé de manière très précise et très spécialisée. L'influx nerveux parvient aux aires du cerveau, appelées aires de Brodmann. Il existe au niveau des replis sinueux du cortex cérébral, sur le gyrus (circonvolution cérébrale), une topographie correspondant à notre corps, sous une forme distordue. On parle alors de somatotopie sensitive comparable à celle de l'homonculus de Wilder Penfield.

Une surface de cortex correspond à une surface du corps, mais la représentation d'une partie du corps est d'autant plus étendue sur le cortex que la sensibilité est fine, complexe, riche dans la zone corporelle considérée : par exemple, la représentation (imagée) des pieds est plus grande que celle des jambes.

Chaque segment de l'aire motrice et de l'aire sensorielle du cortex cérébral est associé à une partie du corps. Ainsi, la majeure partie du corps peut être projetée sur le cortex, donnant les deux homonculus déformés. Ces distorsions sont dues au fait que certaines régions du corps sont plus innervées que d'autres, car elles nécessitent une plus grande précision de commande. Chez l'homme, les régions sensorielles ou motrices consacrées à la face ou aux mains sont très étendues, alors que le dos, est, lui, peu représenté.

Le canadien Wilder Penfield, neurochirurgien, et son collaborateur Rasmussen ont réalisé une cartographie corticale exacte grâce aux stimulations électriques directes du cortex chez des malades conscients.

Quand un courant est appliqué sur une zone corticale, il engendre une réponse qui sera classée sensorielle ou motrice.

Voir l'homonculus de Penfield (1957).

http://afppe.poitou.online.fr/Site%20A.F.R.H.A/anat-homonculus.htm.

La cartographie réflexologique plantaire ou palmaire a un lien étroit avec la cartographie corticale et l'homonculus sensoriel et moteur.

Selon les recherches effectuées au sein du Centre de formation d'Elisabeth Breton, en collaboration avec Alain Lavallée, ostéopathe et intervenant de l'école, plusieurs hypothèses expliqueraient le principe de fonctionnement de la réflexologie.

En fonction d'un programme d'action (protocole de relaxation et/ou de stimulation), le message nerveux sera porteur d'une action précise (ralentir ou tonifier). S'il y a action, cette action peut être inhibitrice ou stimulante. Lorsque le but est de favoriser la restauration du corps, l'action sera stimulante du parasympathique ou inhibitrice de l'orthosympathique (sympathique).

Première hypothèse :

La réflexologie peut avoir un "effet inhibiteur" sur le système orthosympathique (sympathique) par la stimulation « indirecte » des zones réflexes plantaires en rapport avec le système parasympathique, en suivant la trajectoire du nerf vague : ganglions de la tête et du cou (le mésencéphale et le bulbe rachidien) vers les plexus des viscères thoraciques et abdominaux, pour se terminer dans la région du sacrum.

Les nerfs du système nerveux parasympathique assurent la conservation et la restauration de la réserve d'énergie du corps après une réaction développée par le système sympathique face au stress.

Le nerf vague (Xème paire des nerfs crâniens), principal nerf du parasympathique est une voie très importante de la régulation végétative (digestion, respiration, fréquence cardiaque,...) et de la viscéromotricité des appareils cardio-vasculaire, trachéo-broncho-pulmonaire et digestif ainsi que de la régulation des sécrétions des glandes surrénales, du pancréas, de la thyroïde, des glandes endocriniennes et du système digestif.

Deuxième hypothèse :

La réflexologie peut avoir un "effet stimulant" sur le système parasympathique par la stimulation « indirecte » des zones réflexes plantaires en rapport avec le système orthosympathique (sympathique), à la chaîne sympathique paravertébrale (chaîne ganglionnaire orthosympathique latéro-vertébrale). Chaque viscère est en rapport avec les ganglions de la chaîne sympathique, et ceux-ci sont reliés aux différents étages médullaires par les rameaux communicants blancs et gris.

Les excès :

Un désordre neurovégétatif peut se manifester par une hyper-sympathicotonie (profil d'un sympathicotonique) ou par une hyper-parasympathicotonie ou hyper-vagotonie (profil d'un vagotonique).

Les signes de sympathicotonie : accélération du rythme cardiaque, irritabilité, amaigrissement, élargissement des pupilles, sécheresse de la peau et des muqueuses.

Le sympathicotonique est maigre, nerveux, irritable. Ses réactions émotionnelles sont très marquées. Ses pupilles sont dilatées, sa bouche, ses muqueuses, sa peau sont sèches. Sa tension élevée, le pouls rapide et vibrant. Souvent atteint d'inappétence, ses digestions sont lentes, accompagnées de pesanteurs, de somnolences. Il est sujet aux diarrhées. Exposé aux insomnies, aux névralgies, aux migraines avec pâleur.

La réflexologie peut être appliquée dans le cas d'un "excès", d'une hyper-sympathicotonie (profil d'un sympathicotonique), l'action se fera sur les zones réflexes associées au système orthosympathique, qui agira sur ce même système orthosympathique (en inhibition).

Les signes de vagotonie : ralentissement du rythme cardiaque, syncope, anxiété, rétrécissement des pupilles, hypersalivation, hypersudation des extré-mités, constipation...

Le repos c'est la récupération, c'est aussi la vagotonie.

Le vagotonique est d'aspect calme malgré un état fréquemment spasmodique. Ses pupilles sont contractées, la salivation et la transpiration sont abondantes, le pouls est lent et mou, la tension basse. Il est sujet à l'acrocyanose (congestion froide et bleuâtre des extrémités : mains et pieds), à l'aérophagie, à la constipation, à l'asthme, à l'eczéma, aux migraines, aux crises d'anxiété. Il présente une tendance à l'obésité.

Et dans le cas d'une hyper-parasympathicotonie ou hyper-vagotonie (profil d'un vagotonique), l'action se fera sur les zones réflexes associées au système parasympathique, qui agira sur ce même système parasympathique (en stimulation).

En réalité, on rencontre habituellement un « *syndrome imbriqué* » procédant des deux tendances, et produisant un état de déséquilibre vago-sympathique. En agissant sur les commandes neurovégétatives par la réflexologie, il est possible de ré-harmoniser ou réajuster l'équilibre fonctionnel du métabolisme.

Le réflexologue sollicite en permanence ces voies communicantes pour effectuer et réaliser un programme d'action (relaxation et/ou stimulation).

Par rapport à ces deux sortes de désordres neurovégétatifs, le réflexologue applique un toucher spécifique réflexe (pression rythmée, soutenue, lente et répétitive).

La réflexologie a une action régulatrice réflexe des équilibres nerveux, sanguin et métabolique.

Le système "réflexologique" est composé de plusieurs éléments :

- une posture réflexologique
- un programme d'action (relaxation et/ou stimulation …)
- une cartographie : projection des organes (planche ou dessin des points ou zones réflexes en correspondance organique à distance),
- une région, une zone ou un point réflexe (plantaire, palmaire, faciale, crânienne, auriculaire…),
- des flux neuro-réflexes et des voies neuro-réflexes.
- le pouls réflexologique ou potentiel vital fonctionnel des organes.

Différentes techniques réflexes de relaxation et de stimulation :

➢ **technique réflexe périostée** : pour drainer, relaxer et/ou stimuler les structures osseuses et articulaires.

En lien avec les zones réflexes de la colonne vertébrale et les membres supérieurs et inférieurs.

➢ **technique réflexe du tissu conjonctif** : pour drainer, relaxer et/ou stimuler les structures musculaires et tissulaires.

En lien avec les zones réflexes des fascias/muscles des cavités thoracique, abdominale et pelvienne.

➢ **technique réflexe viscéro-cutanée** : pour drainer, relaxer et/ou stimuler le système nerveux cutanées (peau et corpuscules).

En lien avec les zones réflexes des structures viscérales et glandulaires (organes, glandes endocrines, plexus neurovégétatifs).

Bienfaits de la Réflexologie

Le corps humain est organisé en plusieurs systèmes (ou appareils) perfectionnés, qui dépendent les uns des autres : nerveux, hormonal, respiratoire, digestif, urinaire, immunitaire... Chacun remplit une fonction déterminée. Leur bon fonctionnement permet de vivre en bonne santé.

Directement ou indirectement la réflexologie intéresse chacun de ces systèmes.

Chaque organe est lié à l'autre et si l'un d'entre eux est faible, les autres seront affectés. Par exemple, si on modifie notre rythme respiratoire, tout notre système biologique, émotionnel et mental change à l'instant même.

La réflexologie est utilisée notamment pour :

- relaxer, le stress étant à l'origine de nombreux dysfonctionnements physiques et émotionnelles ;
- réguler le système nerveux et hormonal, détendre l'axe de vigilance ;
- mobiliser les déchets, évacuer les toxines, réguler les acidités du corps ;
- activer les circulations sanguine et lymphatique ;
- renforcer le système immunitaire ;
- prévenir, soulager, voire éliminer un grand nombre de troubles et favoriser l'équilibre du métabolisme.

Le but de la réflexologie est d'apporter une sensation de bien-être et d'améliorer la qualité de vie de la personne, en activant des réactions de purification et d'évacuation des acidités corporelles.

La réflexologie a pour effet d'éliminer les toxines et de les déverser dans le sang et la lymphe. Elle permet de déceler et de localiser des dépôts formés par des cristaux d'acide urique ou autre toxine. Ces dépôts proviennent d'une activité trop faible du système acido-basique et d'un stockage important dans le tissu conjonctif. Il est fréquent de rencontrer dans le sang et dans toutes les cellules du corps des restes médicamenteux non éliminés qui se comportent comme des *scories organiques* et se fixent près des extrémités nerveuses.

L'organisme est un producteur d'acides. En temps normal ceux-ci sont assez facilement éliminés par les organes de nettoyage que sont la peau, les reins, les poumons et le foie. Parfois, les conditions de fonctionnement du corps ne lui permettent pas de se débarrasser de tous ces déchets, les acides s'accumulent et se stockent dans le tissu conjonctif, *le mésenchyme,* qui est le tissu de soutient de toutes les cellules et organes. L'accumulation d'acide urique dans les tissus peut aboutir à la formation de petits amas sous la peau, *les tophus*.

Le corps accumule des toxines et des métaux lourds qui ont tendance à s'accumuler au niveau des pieds. L'organisme est encombré : fatigue, mauvaise haleine, teint brouillé…Lorsque le corps ou un organe est déséquilibré, il engendre des dépôts cristallins de calcium ou d'acide urique sur les terminaisons nerveuses au niveau des pieds et des mains.
Le but de la réflexologie est de déceler, détecter, puis travailler, disperser et faire évacuer ces dépôts acides. La réflexologie aide à détoxifier le corps grâce aux pressions exercées sur les points et les zones réflexes plantaires en rapport au système acido-basique.
La réflexologie a une action bénéfique sur les muscles. Lorsque les muscles sont sollicités et qu'ils n'obtiennent pas l'oxygène nécessaire, il y a une augmentation de certains acides (acide lactique) dans les tissus. Si ces acides restent dans le tissu musculaire, les crampes, douleurs et fatigue en sont généralement la conséquence.
La stimulation des récepteurs proprioceptifs engendre une détente musculaire et un état de relaxation.

La réflexologie a des effets calmants sur le système nerveux. Celui-ci est parmi les premiers systèmes organiques à être exposé aux conséquences néfastes du stress.

Le système nerveux a pour rôle d'adapter l'organisme à des chocs, de se conduire en régulateur comme un balancier, tant que l'agression ne dépasse pas un certain seuil lié aux facultés d'adaptation de l'organisme en cause. La diminution voire la disparition de l'adaptation mène aux troubles fonctionnels puis à la maladie aboutissant elle-même à une pathologie irréversible.

La stimulation plantaire permet d'activer une animation entre des stimuli, des récepteurs et des émetteurs (transmission d'informations dans les voies nerveuses sensitives et motrices). La stimulation des récepteurs sensitifs nerveux engendrerait notamment des effets antalgiques, anxiolytiques, relaxants ou sédatifs.

La réflexologie semble en outre promouvoir la production d'endorphines, substance naturelle combattant la douleur, par le cerveau. En stimulant nos cinq millions de récepteurs, c'est directement la production d'endorphines et de dopamines qui est boostée, ce qui provoque un bien-être intense. La détente éprouvée par les sujets après une séance de réflexologie réduit en outre la tension musculaire, l'angoisse et le stress. La réflexologie agit sur la diminution de la douleur en activant la libération par l'hypophyse des endorphines, puissants analgésiques naturels qui inhibent la transmission des signaux douloureux.

Le cerveau permet d'intégrer, d'emmagasiner, de coder certaines informations.

Le modèle sans doute le plus célèbre qui permet de considérer la structure du cerveau en relation avec son histoire nous vient de Paul MacLean et de son fameux « *cerveau triunique* ».

Mac Lean affirmait que trois cerveaux distincts, apparus successivement au cours de l'évolution, cohabitaient en nous.

Le 1er cerveau, s'appelle le cerveau reptilien.

Le plus ancien, basique, assure les fonctions vitales de l'organisme en contrôlant la fréquence cardiaque, la respiration, la température corporelle, l'équilibre, etc. (mécanisme de fuite, de lutte, d'inhibition).

Le 2ème cerveau est le cerveau émotionnel.

Apparition du paléo-cortex ou système limbique : siège de tous les phénomènes de mémorisation et d'affectivité. Apparu avec les premiers mammifères, capable de mémoriser les comportements agréables ou désagréables, et par conséquent responsable chez l'humain de ce que nous appelons les émotions. C'est le siège de nos émotions, de nos jugements de valeur, de nos désirs, souvent inconscients, qui exercent une grande influence sur notre comportement.

Le 3ème cerveau est le cortex.

La conscience, l'imagination, la pensée abstraite, le langage. Le néocortex ou partie du cortex est souple et possède des capacités d'apprentissage quasi infinies.

Les différentes informations des centres nerveux seront traitées par le cortex : cognition, concept, compréhension et élaboration de la pensée.

Ces trois niveaux du cerveau fonctionnent ensemble, reliés par deux faisceaux :

- faisceaux de punition (l'Axe de vigilance ou l'Axe du stress)
- faisceaux de récompense (Circuits du plaisir)

CIRCUITS NEURO-HORMONAUX

THALAMUS

AXE DE VIGILANCE
Evaluation reptilienne et émotionnelle
Perception d'une menace

↓

Stress perçu
(Système d'alerte)
Amygdale

↓

CIRCUIT DE SURVIE
Axe du stress (HHS)

↓

ADRÉNALINE
(Hormone du stress)

AXONES DU PLAISIR
Evaluation cognitive
Pas de menace perçue

↓

Absence du stress
(Centres de plaisir)
Aire Tegmentale Ventrale/Noyau accumbens

↓

CIRCUIT DE RÉCOMPENSE
Faisceau de medial forebrain bundle

↓

DOPAMINE
(Hormone du plaisir)

Les informations sensitives et sensorielles font relais au **THALAMUS.**

C'est un centre nerveux qui les analyse et les renvoie vers le cortex du cerveau. Le thalamus est responsable de nos réflexes émotifs, optiques, auditifs, mais également de l'équilibre et de la posture.

Le thalamus envoie des IMPULSIONS ELECTRIQUES d'une fréquence comprise entre 8 et 12 hertz (ONDES ALPHA), qui modulent les sensations et caractérisent un état de conscience apaisé. Les ondes alpha sont principalement émises lorsque le sujet à les yeux fermés, ce qui est souvent le cas lors des soins en réflexologie.

La réflexologie agit également sur les centres de plaisir. Ces régions sont reliées par ce que l'on appelle le faisceau de la récompense ou du plaisir.

41

L'aire tegmentale ventrale (ATV), reçoit de l'information qui indique le niveau de satisfaction puis analyse et transmet cette information grâce à un messager chimique, la DOPAMINE, au noyau accumbens, au septum, aux centres amygdaliens et au cortex préfrontal.

Plus la récompense associée à une activité est importante, plus l'organisme s'en souvient et plus il cherchera à renouveler cette activité (*exemple : rechercher la sensation du bien-être ressenti lors du soin en réflexologie*).

En terme neuro-anatomique, ce faisceau fait partie du « *medial forebrain bundle* » (MFB), dont l'activation conduit à la répétition de l'action gratifiante pour en consolider les traces nerveuses. Le circuit de récompense permet au cerveau d'attribuer une « valeur appétitive positive » à un comportement, par exemple le relâchement musculaire, la détente physique ou psychique ressentie pendant ou après le soin réflexologique.

On parle d'un « renforcement positif » qui va faciliter la répétition du comportement. C'est ainsi que la personne, grâce aux soins réguliers, arrive à mieux se détendre et davantage apprécier les bienfaits du soin.

La répétition de l'action permet d'induire, tracer, renforcer et consolider une information.

La réflexologie renforce et consolide les TRAJECTOIRES NEURO-RÉFLEXES.

Trajet neuro-réflexes

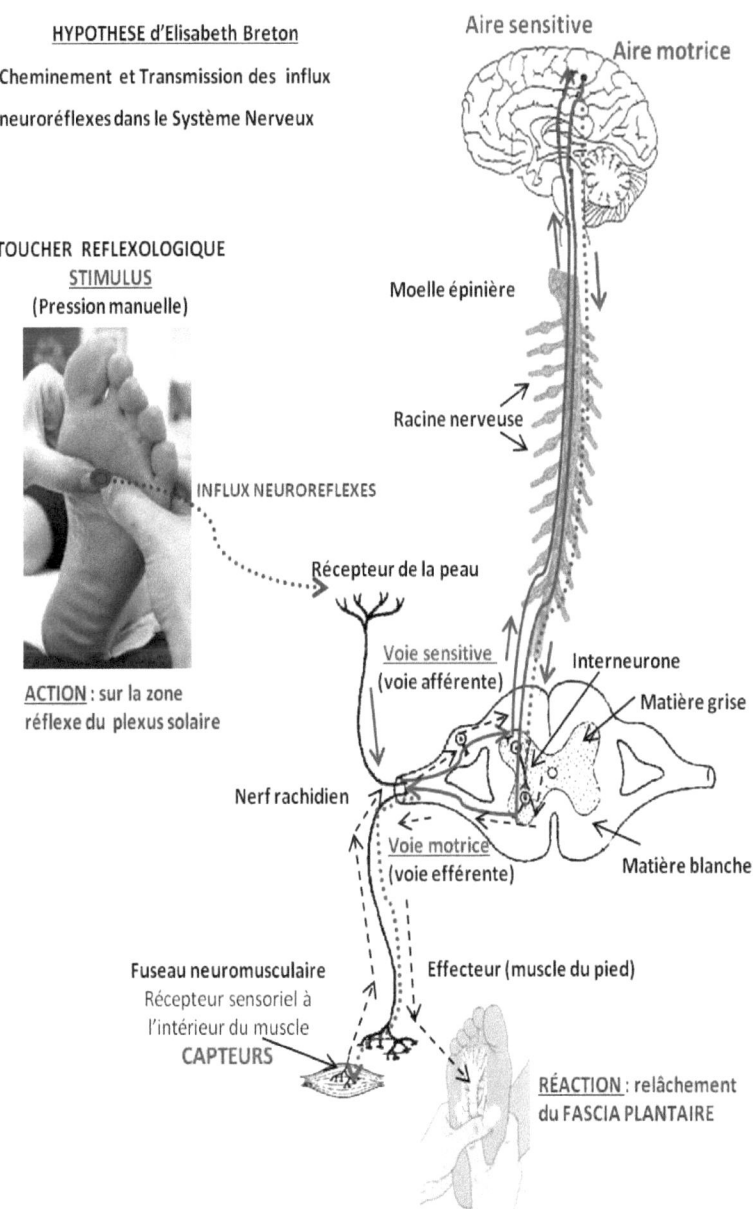

HYPOTHESE d'Elisabeth Breton

Cheminement et Transmission des influx

neuroréflexes dans le Système Nerveux

TOUCHER REFLEXOLOGIQUE

STIMULUS

(Pression manuelle)

ACTION : sur la zone
réflexe du plexus solaire

INFLUX NEUROREFLEXES

Aire sensitive

Aire motrice

Moelle épinière

Racine nerveuse

Récepteur de la peau

Voie sensitive
(voie afférente)

Interneurone

Matière grise

Nerf rachidien

Voie motrice
(voie efférente)

Matière blanche

Fuseau neuromusculaire
Récepteur sensoriel à
l'intérieur du muscle
CAPTEURS

Effecteur (muscle du pied)

RÉACTION : relâchement
du FASCIA PLANTAIRE

Indications et contre-indications

Indications :
- ➤ Pour diminuer l'anxiété, nervosité, mal-être
- ➤ Pour réduire la fatigue générale, lassitude
- ➤ Pour réduire l'inconfort intestinal, maux de ventre dus au stress
- ➤ Pour soulager les douleurs musculaires dus au stress
- ➤ Pour soulager les douleurs pelvipérinéales
- ➤ Pour soulager les maux de tête dus au stress
- ➤ Pour améliorer la qualité du sommeil
- ➤ Pour diminuer les tensions nerveuses, le surmenage
- ➤ Pour améliorer la qualité de vie et le bien-être de la personne

Contre-indications : *(Pas de protocole de stimulations réflexes. Prendre les précautions nécessaires en consultant le médecin traitant du sujet).*
- ➤ infection grave et maladie s'accompagnant d'une forte fièvre,
- ➤ processus inflammatoire touchant le système veineux et lymphatique (thrombose, phlébite),
- ➤ affection nécessitant une intervention chirurgicale,
- ➤ mycose de grande étendue (verrues, ongle incarné), herpès,
- ➤ grossesse à risque ainsi que les trois premiers mois de grossesse,
- ➤ certains cancers (les personnes sous traitement chimiothérapique ou radiothérapique),
- ➤ dépression grave, troubles dépressifs sévères, troubles psychotiques,
- ➤ diabète grave,
- ➤ porteurs de pacemaker, personnes sous dialyse (problèmes rénaux).

Réactions à la séance :

- ➢ accès fébriles de courte durée,
- ➢ excrétion accrue,
- ➢ toux, accès de rire ou de larmes,
- ➢ soupirs profonds au moment de la détente,
- ➢ démangeaisons des extrémités,
- ➢ mouvements involontaires, crampes,
- ➢ grande fatigue avec un désir de dormir.

La réflexologie a un effet calmant, apaisant, déstressant, revitalisant et rééquilibrant.

Il est fréquent que les réactions s'exacerbent au cours des vingt-quatre heures suivant une séance : apparition de rougeurs de la peau, de tâches ou de boutons, léthargie durant environ quarante-huit heures, sensation de soif, flatulence, débit urinaire augmenté, sensation générale de bien-être, disparition de la tension et de l'angoisse, sommeil plus reposant.

Faire attention aux sujets sensibles ou fragiles (femme enceinte, enfant, personne âgée, personne malade, personne handicapée).

<u>NOTE</u> :

Les séances en réflexologie sont déconseillées dans les affections cardiaques graves. Pour ce genre de pathologie, il faudra se renseigner auprès du médecin traitant.

Le pied agit comme une pompe à retour veineux, et sa stimulation peut provoquer des problèmes chez les personnes atteintes de phlébites ou de varices marquées.

Par ailleurs, elle est déconseillée en cas de thrombose et, bien sûr, de fracture ou d'entorse du pied ainsi que pour les trois premiers mois de la grossesse.

TROISIEME PARTIE

Bienfaits de la réflexologie plantaire

Le pied est le lien avec la terre et de ce fait il doit répondre à un critère de mobilité (avant-pied) et de stabilité (arrière-pied). Le pied est la base souple et élastique qui permet au corps de se tenir debout et de se mobiliser. Sa souplesse est due à l'anatomie intriquée de ses 28 os. Il peut s'adapter à différentes surfaces et absorber des chocs.

Le pied est parcouru par de nombreuses terminaisons nerveuses et se comporte comme un organe sensoriel. Les capteurs cutanés du pied sont extrêmement sensibles. Le pied est à la fois capteur et effecteur. Les pieds contiennent des milliers de terminaisons nerveuses reliées à différents organes et parties de notre corps. Toute l'innervation sensitive et motrice du membre inférieur provient du plexus lombaire et du plexus sacré.

Sur le pied figure la représentation miniaturisée du corps humain. A chaque "point réflexe" correspond un organe, une glande ou une partie du corps. Le pied est un centre de réflexe (au moins 60 points réflexes).

Les zones réflexes sont en correspondance avec une partie du corps ou un organe très éloigné d'elle. Le système réflexologique, étroitement lié au système nerveux transmetteur de toutes les impulsions, est réparti sur l'ensemble du corps.

Lorsqu'un organe est en difficulté, des cristaux (acides/toxines) se déposent au point réflexe correspondant, indiquant ainsi le ralentissement du potentiel vital fonctionnel.

Les pressions exercées à ces endroits peuvent être douloureuses ; leur pourtour est souvent coloré en rouge ou rouge foncé. Ces dépôts peuvent aussi provenir d'une activité trop faible du système excrétoire (reins, intestins, poumons, peau).

La réflexologie plantaire est une méthode très efficace pour dissoudre ces cristaux et aide à l'élimination des toxines du corps. La technique consiste à stimuler manuellement ces zones en y exerçant des pressions plus ou moins fortes afin de rééquilibrer à distance les organes correspondants.

La réflexologie plantaire agit sur l'équilibre acido-basique. Chaque organe fonctionne dans une ambiance acido-basique qui lui est spécifique. Si pour une raison ou une autre, l'unité de mesure du degré d'acidité ou d'alcalinité (pH) change, l'ensemble du métabolisme peut être affecté ou perturbé. L'acidité tissulaire déclenche un déséquilibre de la régulation du système végétatif, qui règle tous les fonctionnements des divers organes du corps. La réflexologie plantaire permet l'élimination des déchets du métabolisme cellulaire.

Les impulsions (stimuli) provoquées par la pression sur des zones réflexes du pied agissent sur le système nerveux autonome qui contrôle le fonctionnement neurovégétatif des organes, des muscles et des glandes. Une pression appliquée sur ces points spécifiques permet de localiser et de dénouer des tensions, de relancer le fonctionnement vital des organes ou des glandes et de rétablir l'équilibre du métabolisme.

La réflexologie plantaire est efficace dans la stimulation de la semelle plantaire – « *Semelle veineuse de Lejars* » ; celle-ci est une des pompes permettant au sang des membres inférieurs de remonter. Les pressions manuelles exercées sur le pied produisent les mêmes effets que les appuis du pied lors de la marche. La réflexologie plantaire permet de diminuer la sensation de jambes lourdes, la douleur, les démangeaisons, les crampes, et elle soulage le gonflement des jambes.

Chaque muscle est une bande élastique de chair qui se contracte et se détend en réaction à des signaux volontaires ou réflexes.

En plus de ses 20 muscles et 107 tendons, la mobilité du pied dépend de nombreux muscles rattachés au mollet et au pied. La principale action des muscles plantaires est de maintenir la plante du pied en forme de voûte et de stabiliser le pied durant ses mouvements.

Sous la voûte plantaire, au niveau du muscle ou du fascia plantaire, se trouvent des cellules proprioceptives qui sont responsables de la relaxation des muscles extenseurs du corps (la musculature du dos). Ainsi, lorsque le muscle plantaire (fascia plantaire) et/ou son enveloppe sont trop tendus, des messages sont continuellement envoyés au cerveau pour relaxer les muscles de l'arrière du corps, ce qui peut provoquer des douleurs, de la fatigue et un mauvais soutien des structures osseuses attachées aux muscles impliqués.

Le fascia plantaire relie chacun des os formant l'avant-pied (la partie juste avant les orteils). Le fascia plantaire agit comme une bande de caoutchouc entre le talon et l'avant-pied, formant la voûte plantaire ; si la bande est courte, la voûte est prononcée (pieds creux), et si la bande est longue, la voûte est peu marquée (pieds plats).

Un coussin de gras dans le talon recouvre le fascia plantaire. Il aide à absorber les chocs lors de la marche. Si le fascia plantaire est blessé, le talon peut être douloureux.

Le muscle est comme un élastique, fixé à deux extrémités appelées insertion et terminaison. Une des techniques réflexes agissant sur le tonus musculaire et que le réflexologue peut utiliser afin de détendre ou de tonifier le fascia plantaire est la *technique réflexe du tissu conjonctif.*

Un quelconque changement effectué sur le tonus musculaire est reconnu par le système nerveux (cerveau).

La réflexologie plantaire agit sur la détente du système nerveux. Les techniques réflexes facilitent l'élimination des toxines logées dans le tissu conjonctif.

Projections du corps au niveau des pieds

Le pied est divisé en 3 parties : les orteils, la voûte plantaire et le talon.

Haut du pied (haut du corps), les orteils : en rapport avec la tête et les organes des sens (organes de survie).

Milieu du pied (milieu du corps), la voûte plantaire ; en rapport avec le thorax, l'abdomen, le dos.

Bas du pied (bas du corps), le talon : rapport avec le bassin, la cavité pelvienne.

Bord médial (interne) osseux du pied (l'axe du gros orteil, 1er métatarse, tarse) : en rapport avec la colonne vertébrale et les muscles du dos.

Bord latéral (externe) osseux du pied (l'axe du 5ème (petit) orteil, 5ème métatarse, tarse) : en rapport avec les membres supérieurs et inférieurs.

Face dorsale du pied : en rapport avec les systèmes glandulaire et lymphatique.

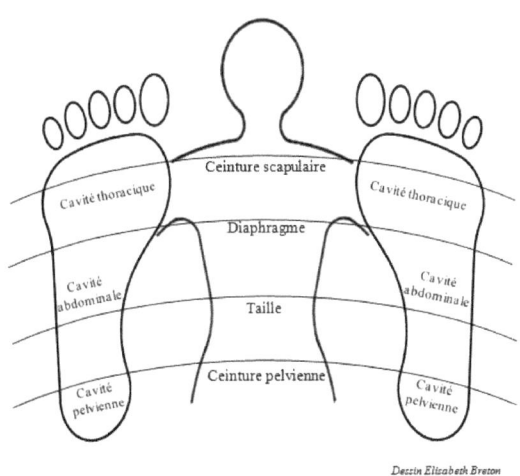

Dessin Elisabeth Breton

Zones réflexes des pieds

Le pied est un centre de réflexes. A chaque "point réflexe" correspond un organe, une glande endocrine, une fonction ou une partie du corps.

L'identification de l'emplacement des points peut varier légèrement en fonction des recherches et de la pratique.

ZONES REFLEXES DE LA VOUTE PLANTAIRE

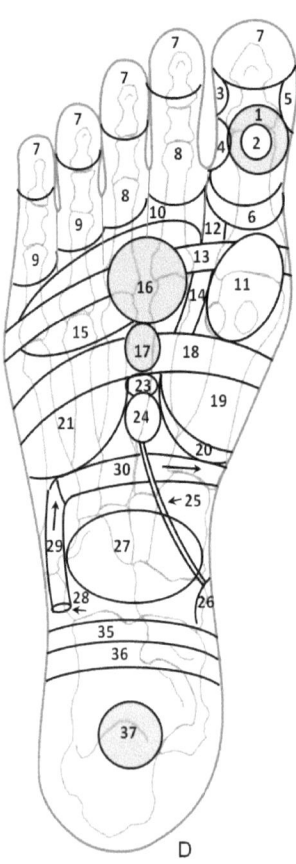

D

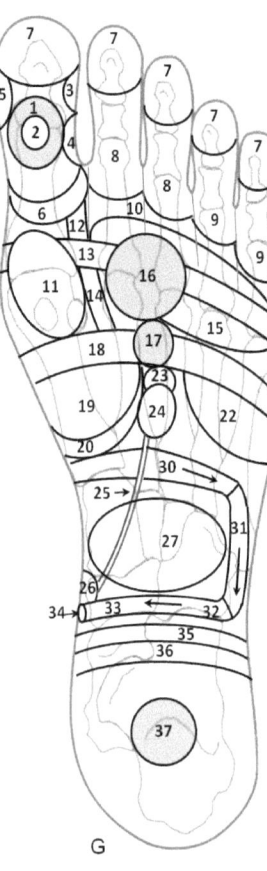

G

1. Plexus crânien et les glandes endocrinienne de la tête
2. Hypophyse, Hypothalamus
3. Tempes, nerfs trijumeaux
4. Cervelet, tronc cérébral
5. Nez (os nasal), base du crâne
6. Cou, nuque
7. Sinus
8. Yeux (appareil de la vision)
9. Oreilles (appareil de l'audition)
10. Ganglions lymphatiques de la tête et du cou
11. Thyroïde et Glandes parathyroïdes
12. Larynx, pharynx, trachée
13. Ceinture scapulaire
14. Sternum, conduit thoracique
15. Bronches, poumons, tendon de trapèze
16. Cœur, plexus cardiaque
17. Plexus solaire
18. Diaphragme
19. Estomac
20 Pancréas
21. Foie et Vésicule Biliaire
22. Rate
23. Glandes surrénales
24. Reins
25. Uretères
26. Vessie
27. Zone intestin grêle
28. Valve (sphincter) iléo-caecale
29. Colon ascendant
30. Colon transverse
31. Colon descendant
32. Colon sigmoïde
33. Rectum
34. Anus
35. Ceinture pelvienne
36. Nerf sciatique
37. Glandes génitales, plexus pelvien, plexus sacré

Dessin Elisabeth Breton

ZONES REFLEXES DU PIED DROIT

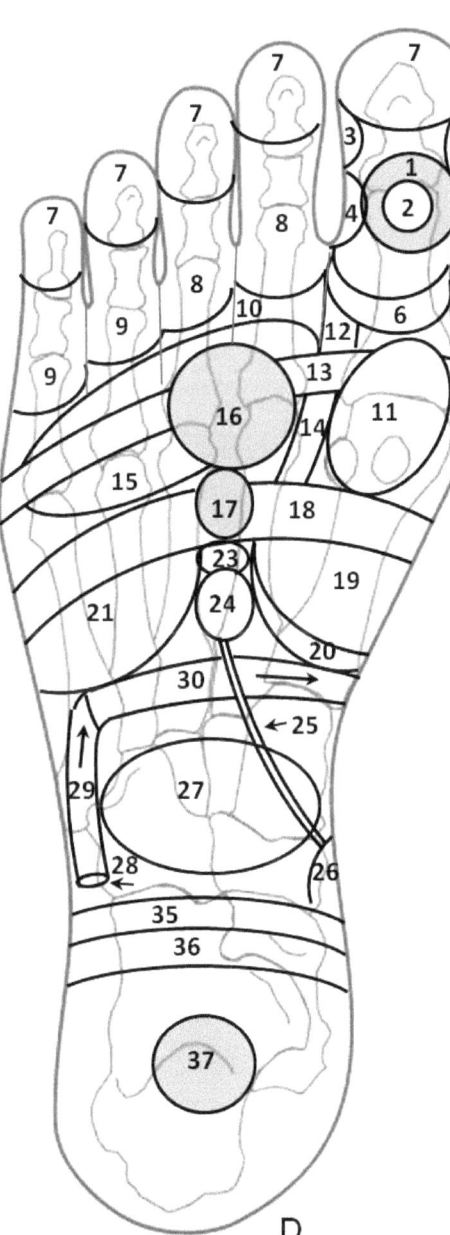

1. Plexus crânien et les glandes endocrinienne de la tête
2. Hypophyse, Hypothalamus
3. Tempes, nerfs trijumeaux
4. Cervelet, tronc cérébral
5. Nez (os nasal), base du crâne
6. Cou, nuque
7. Sinus
8. Yeux (appareil de la vision)
9. Oreilles (appareil de l'audition)
10. Ganglions lymphatiques de la tête et du cou
11. Thyroïde et Glandes parathyroïdes
12. Larynx, pharynx, trachée
13. Ceinture scapulaire
14. Sternum, conduit thoracique
15. Bronches, poumons, tendon de trapèze
16. Cœur, plexus cardiaque
17. Plexus solaire
18. Diaphragme
19. Estomac
20 Pancréas
21. Foie et Vésicule Biliaire   (Pied droit)
22. Rate   (Pied gauche)
23. Glandes surrénales
24. Reins
25. Uretères
26. Vessie
27. Zone intestin grêle
28. Valve (sphincter) iléo-caecale
29. Colon ascendant
30. Colon transverse
31. Colon descendant
32. Colon sigmoïde
33. Rectum
34. Anus
35. Ceinture pelvienne
36. Nerf sciatique
37. Glandes génitales, plexus pelvien, plexus sacré

Dessin Elisabeth Breton

ZONES REFLEXES DU PIED GAUCHE

1. Plexus crânien et les glandes endocrinienne de la tête
2. Hypophyse, Hypothalamus
3. Tempes, nerfs trijumeaux
4. Cervelet, tronc cérébral
5. Nez (os nasal), base du crâne
6. Cou, nuque
7. Sinus
8. Yeux (appareil de la vision)
9. Oreilles (appareil de l'audition)
10. Ganglions lymphatiques de la tête et du cou
11. Thyroïde et Glandes parathyroïdes
12. Larynx, pharynx, trachée
13. Ceinture scapulaire
14. Sternum, conduit thoracique
15. Bronches, poumons, tendon de trapèze
16. Cœur, plexus cardiaque
17. Plexus solaire
18. Diaphragme
19. Estomac
20 Pancréas
21. Foie et Vésicule Biliaire   (Pied droit)
22. Rate   (Pied gauche)
23. Glandes surrénales
24. Reins
25. Uretères
26. Vessie
27. Zone intestin grêle
28. Valve (sphincter) iléo-caecale
29. Colon ascendant
30. Colon transverse
31. Colon descendant
32. Colon sigmoïde
33. Rectum
34. Anus
35. Ceinture pelvienne
36. Nerf sciatique
37. Glandes génitales, plexus pelvien, plexus sacré

Dessin Elisabeth Breton

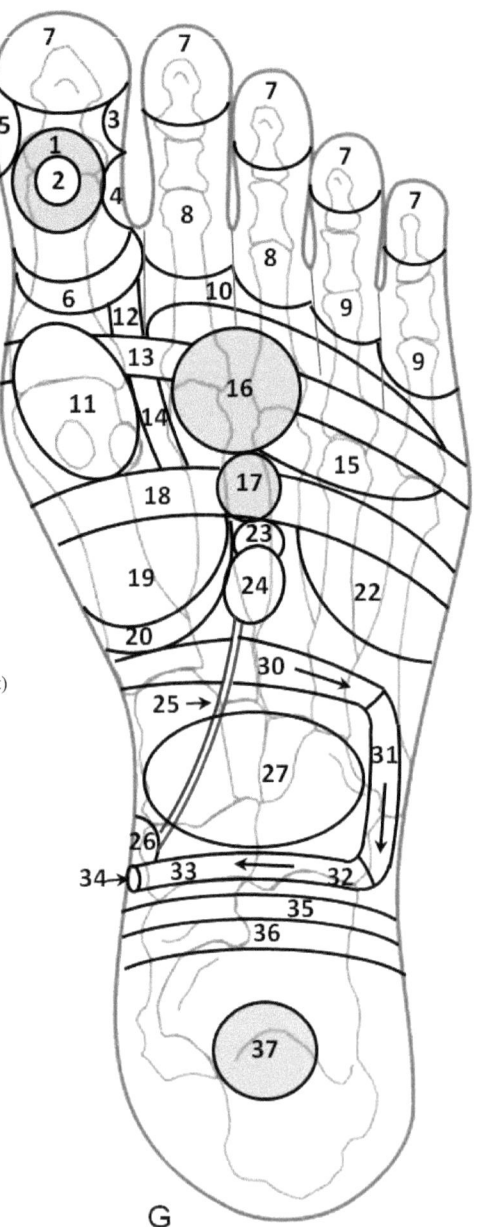

G

ZONES REFLEXES BORD INTERNE OSSEUX DU PIED

BORD INTERNE DU PIED

1. Nez (os nasal), base du crâne
2. Colonne cervicale
3. Colonne dorsale
4. Colonne lombaire (L1, L2 et L3)
4a. Colonne lombaire (L4 et L5)
5. Sacrum
5a. Coccyx
6. Utérus, prostate
7. Trompes de Fallope, canal déférent
8. Zone ganglionnaire pelvienne
9. Zone ganglionnaire du bassin

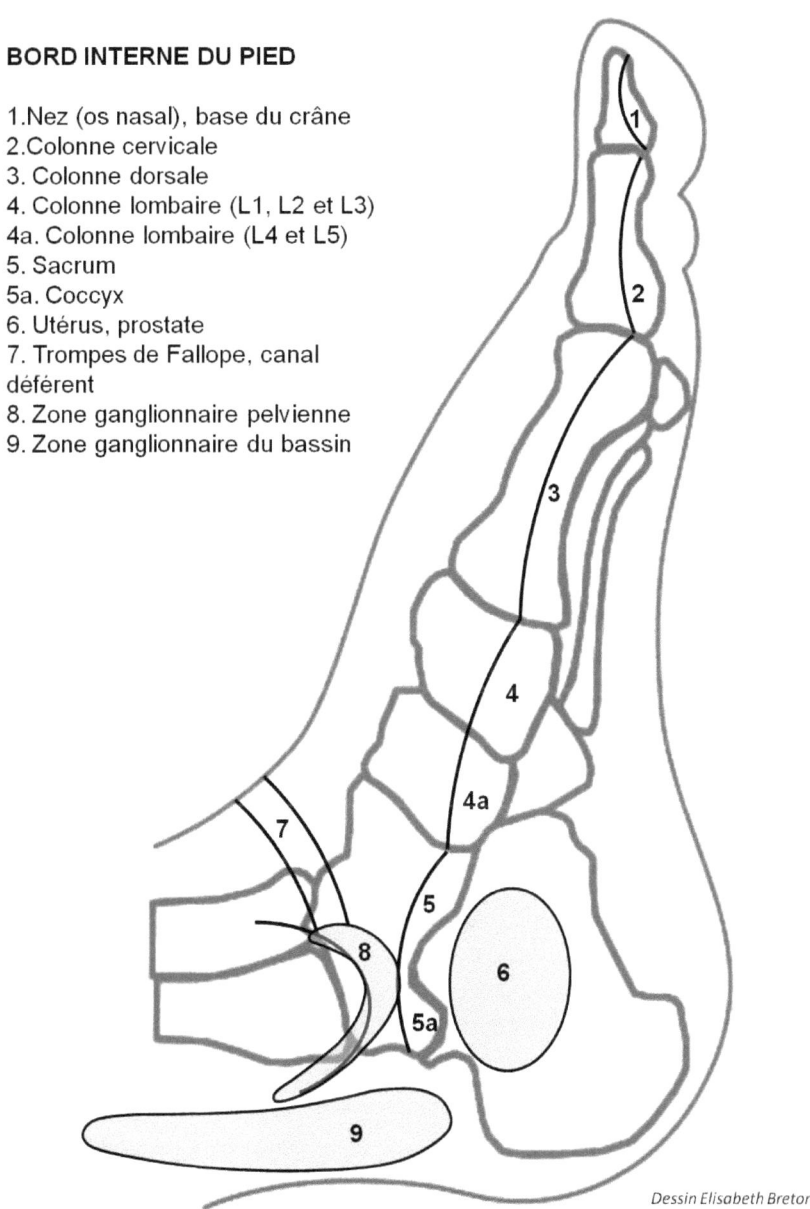

Dessin Elisabeth Breton

ZONES REFLEXES BORD EXTERNE OSSEUX ET DESSUS DU PIED

BORD EXTERNE ET DESSUS DU PIED

1. Maxillaire supérieur
1a. Maxillaire inférieur
2. Tonsilles
3. Tronc collecteur thoracique
4. Poitrine, glandes mammaires
5. Centre d'équilibre
6. Muscles nucaux
7. Epaule
8. Bras, avant-bras
9. Taille
10. Hanche, cuisse
11. Genou
12. Jambe, mollet
13. Pied, Talon
14. Ovaires, testicules
15. Zone ganglionnaire pelvienne
16. Zone ganglionnaire abdominale

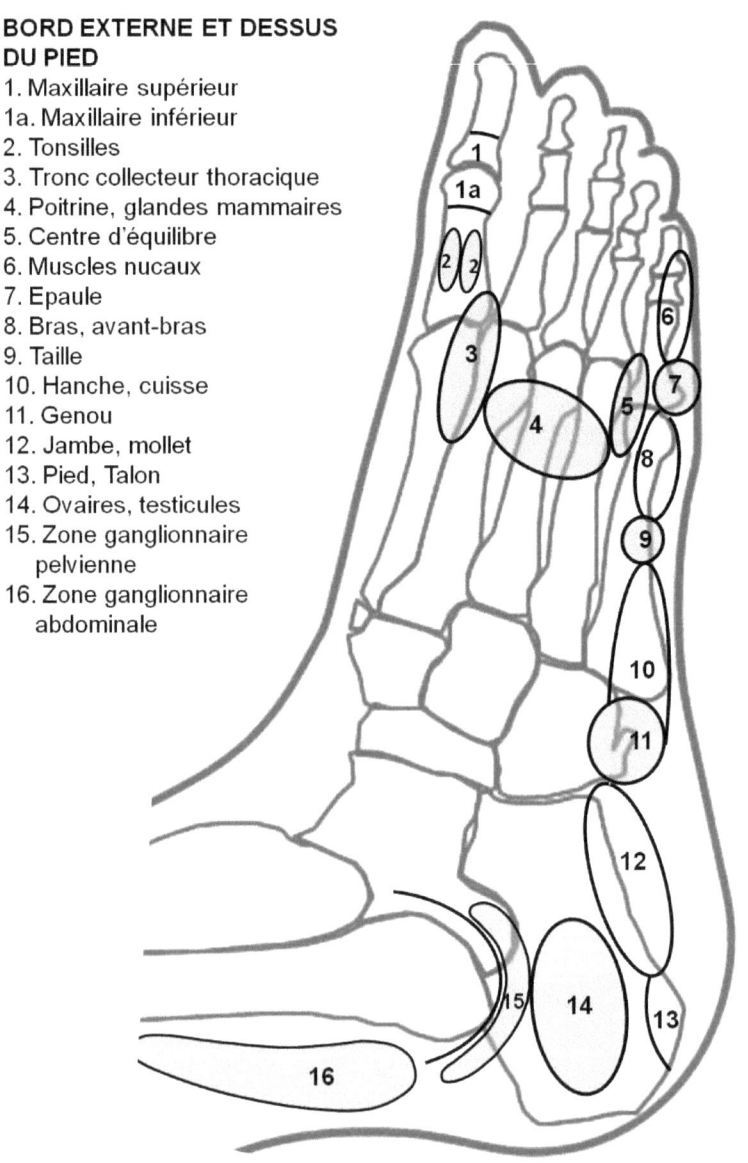

Dessin Elisabeth Breton

54

Zones réflexes des pieds et le système nerveux végétatif autonome

La réflexologie peut avoir un effet stimulant sur le système parasympathique (*le nerf vague et ses fibres nerveuses parasympathiques innervent les organes et les glandes*) ou un effet inhibant sur le système sympathique (*transmission des influx nerveux aux organes par les ganglions pré viscéraux et viscéraux*). Chaque viscère est en rapport avec les ganglions de la chaîne sympathique.

Les plexus : des regroupements ganglionnaires. Ils peuvent être nerveux, artério-artériel (vasculaire) et lymphatique. Endroit ou les deux branches du système nerveux végétatif se croisent.

Ces plexus peuvent être le siège d'une accumulation de tension interne (physique ou psychique) donnant des sensations ciblées de mal-être.

En anatomie il désigne un entrecroisement multiple de plusieurs branches nerveuses ou sanguines qui s'envoient réciproquement des ramuscules.

L'AXE DU STRESS VIA LES PLEXUS

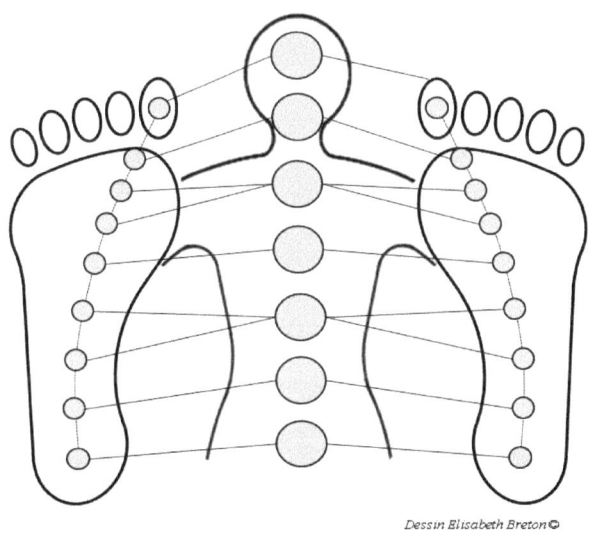

Plexus crânien et choroïde

Plexus cervical

Plexus pharyngien et œsophagien

Plexus pulmonaire et cardiaque

Plexus solaire

Plexus rénal

Plexus lombaire

Plexus hypogastrique

Plexus pelvien
Plexus sacré et coccygien

Dessin Elisabeth Breton©

Une zone douloureuse ne veut pas forcément dire que l'organe associé est « malade ». Il peut tout simplement s'agir d'un signe de fatigue lié au surmenage, au stress, une longue marche à pied effectuée ou même de séquelles d'une ancienne blessure à cet endroit. C'est pourquoi il est impératif de masser les pieds avec beaucoup de douceur et de faire très attention au dosage des gestes.

Il est fondamental, quelle que soit la technique manuelle utilisée, que le praticien sache ce qu'il touche pour comprendre le bon fonctionnement du corps humain sur le plan physique, émotionnel, viscéral et musculo-squelettique. L'étude et la connaissance des principaux systèmes du corps humain sont indispensables à la pratique et à l'acquisition d'une meilleure compréhension physique et physiologique du métabolisme.

Le réflexologue s'abstient de tout diagnostic et ne doit pas perdre du vue que le traitement des maladies est du ressort du médecin, même s'il est dans la mesure de constater certains troubles et d'apaiser certaines tensions.

Le réflexologue n'aborde jamais les premières séances avec un programme d'action de stimulation réflexologique. **Il est préférable d'effectuer plusieurs séances de <u>relaxation réflexe</u> afin de préparer au mieux le travail de stimulation réflexe.**

Les techniques réflexes de relaxation visent globalement à une réduction du stress physique, physiologique et émotionnelle (psychique).

Avant la séance, le réflexologue procédera à un bilan (quelques questions sur l'état général de la personne, voir les antécédents, les prises de médicaments et autres signalements possibles sur son hygiène de vie…).

Le réflexologue doit tenir compte si la personne a déjà reçu des séances de réflexologie ou si c'est la première fois qu'elle consulte un praticien. Il lui présentera les différents types de réflexologie (plantaire, palmaire, faciale, crânienne, auriculaire...), et proposera le type de réflexologie le mieux adapté à la personne. Le réflexologue adaptera le protocole réflexologique en fonction des données recueillies lors de chaque séance.

Chaque séance est unique, car d'une séance à l'autre, la personne peut vivre de nouveaux événements qui pourront l'affecter, la perturber voire la stresser. Le réflexologue synthétise les informations recueillies et établit un protocole réflexologique personnalisé, selon les besoins et en accord avec la personne. Le réflexologue peut proposer et utiliser différentes échelles d'évaluation du stress.

La séance commence par une séance de relaxation réflexe plantaire, car un pied tendu, contracté, congestionné, est un pied douloureux au toucher qui ne pourra pas être stimulé. La détente apportera le relâchement nécessaire des structures anatomiques (musculaire, tissulaire, articulaire...) et permettra une meilleure vascularisation, circulations sanguine et lymphatique. La relaxation réflexe plantaire agira sur la détente du système nerveux central et périphérique. Il est fort probable que plusieurs séances de relaxation réflexe plantaire seront nécessaires avant d'effectuer un protocole de stimulation réflexe plantaire.

Le réflexologue amène au fur et à mesure la personne à la relaxation en lui faisant prendre conscience de son état corporel, de son état de tension psychique et/ou physique, de l'intensité du stress accumulé sur le plan physique et/ou psychique.

Il instaure une relation basée sur l'écoute, le partage, la confiance, dans le respect et dans les limites de ses compétences. Notons ici que le réflexologue effectue des séances de relaxation réflexe dans le respect du protocole réflexologique adapté aux besoins de la personne, et en accord avec le référentiel et le code de déontologie du métier de réflexologue.

Le réflexologue encourage et soutient la personne d'une séance à l'autre. Il suit l'évolution et les changements, prend en compte les perceptions et les impressions livrées par la personne avant, pendant et après la séance.

Le réflexologue est en mesure d'évaluer les tensions d'ordre neuro-musculo-squelettique et, par la relaxation réflexe, d'apporter la détente et le relâchement (tissulaire, articulaire) optimum afin d'obtenir une meilleure réponse réflexologique et préparer au mieux la personne aux séances de stimulation réflexe. Il utilise des techniques de relaxation réflexes adaptées aux protocoles de gestion du stress corporel et propose des séances en réflexologie de confort et de bien-être.

Il accompagne et suit la personne tout au long de la séance, et adapte le protocole réflexologique selon l'évolution et la capacité de la personne à se détendre. Selon les réactions de la personne, le réflexologue peut parfois être amené à modifier le protocole réflexologique en cours de la séance. Un temps d'échange et de réflexion est attribué lors de chaque séance. Ce laps de temps d'introspection et d'évaluation est nécessaire pour la mise en place de paliers d'adaptation et d'ajustement des protocoles de relaxation et/ou de stimulation réflexe.

Un pied détendu et décongestionné donne et apporte une meilleure réponse réflexologique.

Un pied relaxé est un pied prêt pour la stimulation des zones réflexes plantaires.

La stimulation des zones réflexes plantaires active les branches du système nerveux, et plus particulièrement le système végétatif.

Le réflexologue procède à une sélection des techniques réflexes et exploite les planches de réflexologie pour identifier les organes et les glandes reliés aux points réflexes sensibles.

Le réflexologue réalise et applique des protocoles « personnalisés » en réflexologie pour des cas spécifiques (*exemple : tension nerveuse, maux de tête, tensions musculaires, perturbation de qualité du sommeil, inconfort intestinal, fatigue, anxiété, surmenage…*) et en prévention dans le domaine de la gestion du stress (accompagnement dans le stress aigu ou stress chronique).

Le réflexologue s'entretient avec la personne pour vérifier les liens des zones de sensibilités et d'éventuelles perturbations organiques. Il définit un ordre de stimulation des différents points réflexes en fonction des interactions possibles et afin d'évacuer des tensions réflexes.

Le réflexologue cible des zones réflexes à travailler pour améliorer le bien-être de la personne et diminuer les niveaux de stress. Puis, selon les sensibilités de la personne et les symptômes, le réflexologue sélectionne plusieurs zones réflexes selon le besoin du sujet, et stimule ces correspondances par des pressions manuelles spécifiques.

Chaque point ou zone réflexe peut être stimulé pendant 3 à 5 minutes environ. Si la zone est très sensible, il ne faut pas appuyer de manière exagérée pour ne pas libérer trop brutalement les toxines (tissulaire, musculaire…). Le réflexologue termine la séance par la stimulation des zones réflexes plantaires en rapport avec les voies d'éliminations des toxines (trajectoire des zones réflexes en lien avec les glandes surrénales, reins, uretère, vessie).

La réflexologie est une pratique manuelle qui nécessite une précision et une justesse du mouvement. Plus le réflexologue est juste, clair et précis dans l'élaboration d'un programme d'action (relaxation pour détendre le système neuro-hormonal ou stimulation pour agir sur les branches du système neurovégétatif), plus la réponse réflexologique (ralentir ou stimuler) sera ordonnée et structurée.

Le réflexologue adopte une posture particulière pour effectuer la séance de réflexologie. La « posture réflexologique » entraîne une animation des « flux réflexologiques » et stimule le potentiel et la capacité réflexe du praticien. Le mouvement corporel du réflexologue soutenu par des pressions rythmées, justes, répétitives et cadencées, influence l'animation des influx nerveux et apaise le système neuro-hormonal.

Il ne suffit pas de construire un programme d'action, le réflexologue doit aussi développer une « gymnastique réflexologique », c'est-à-dire comprendre et faire le lien entre les différents systèmes organiques, tisser les connexions réflexes, discerner également les différentes sources éventuelles qui suscitent des troubles neuro-végétatifs, afin d'ajuster et de proposer le protocole de stimulation réflexe le plus adapté à la personne.

NOTE :

Les premières séances apportent en général une sensation de fatigue passagère due à une détente du système nerveux et au fait que ces séances ont pour effet d'éliminer les toxines et de les déverser dans le sang et la lymphe. Cependant ces séances apportent ensuite une sensation de bien-être et s'adressent à tous pour se détendre et se revitaliser.

Le réflexologue prend en compte l'âge et l'état de la personne, et applique des protocoles spécifiques de relaxation réflexe pour les sujets sensibles, fragiles et/ou fragilisées (femme enceinte, enfant, personne âgée, personne malade, personne handicapée).

Bienfaits de la réflexologie palmaire

La réflexologie palmaire est peu connue mais elle est de plus en plus utilisée. La réflexologie palmaire est très appréciée chez les personnes auxquelles la réflexologie plantaire ne peut pas être appliquée. Son mode de fonctionnement et la facilité d'accès de la main rendent cette technique adaptable et abordable pour les personnes considérées comme des sujets fragiles : personnes âgées, personnes alitées, enfants, femmes enceintes.

La réflexologie palmaire est fondée sur le principe que l'ensemble du corps est représenté sur la main, autant sur la partie palmaire que dorsale.
La réflexologie palmaire peut être utilisée comme technique à part entière ou comme technique complémentaire à la réflexologie dorsale, faciale ou plantaire.

La main comporte 3 parties : poignet, paume et doigts.
- <u>poignet</u> : carpe (8 os).
C'est la région du membre supérieur située entre l'avant-bras et la main. Le poignet n'est pas une articulation proprement dite, mais l'association de plusieurs articulations et ligaments, qui permettent sa flexion, son extension et sa rotation. Le carpe est un ensemble peu volumineux, formé de deux rangées d'os. De nombreux ligaments vont d'un os à l'autre et les solidarisent entre eux.
- <u>paume</u> : métacarpe (5 os).
C'est la partie charnue de l'intérieur de la main.
- <u>doigts</u> : phalanges (14 os).
Les doigts sont les extrémités articulées de la main.
Ils sont numérotés de I à V en partant du pouce : le pouce, l'index, le majeur, l'annulaire et l'auriculaire. Ils ne contiennent pas de muscles mais

uniquement des tendons extenseurs et fléchisseurs qui sont reliés à des muscles situés dans l'avant-bras.

Les mains sont abondamment innervées et vascularisées.

Les artères de la main sont issues des artères radiale et cubitale. Elles cheminent toutes les deux dans la loge antérieure du bras et vascularisent l'avant-bras. Au niveau de la main, l'artère radiale s'anastomose avec l'artère cubito-palmaire, branche de l'artère cubitale pour former l'arcade palmaire profonde. Des rameaux perforants unissent les arcades palmaires superficielle et profonde.

L'artère cubitale s'anastomose avec l'artère radio-palmaire, branche de l'artère radiale, pour former l'arcade palmaire superficielle. De cette arcade naissent les artères palmaires digitales communes, qui se divisent en artères digitales propres palmaires. Les artères dorsales du carpe issues de l'artère radiale et de l'artère cubitale s'anastomosent pour former l'arcade dorsale.

Le sang veineux depuis la main vers le bras remonte par les veines digitales qui se jettent dans le réseau veineux dorsal de la main.

Les nerfs du bras, de l'avant-bras et de la main dérivent des branches terminales du plexus brachial. Les doigts sont également très innervés, ce qui donne une grande sensibilité essentiellement au niveau de la pulpe – l'extrémité charnue du doigt – comprenant un grand nombre de récepteurs tactiles entre autres. Les ridules, qui sont à l'origine de notre empreinte digitale, jouent un rôle important d'amplification des sensations de grain et de texture, dans l'exploration des objets que nous touchons. Quand la peau du bout du doigt caresse une surface, les ridules provoquent des micro-vibrations détectées par le système nerveux et analysées par le cerveau.

Le toucher et son action sur la peau est l'un de nos cinq sens (la peau en tant qu'un organe sensoriel).

Les récepteurs du toucher, qui sont en fait des terminaisons nerveuses, se trouvent dans la peau.

On trouve les corpuscules de Pacini dans les doigts et la paume des mains, et les corpuscules dits "de Meissner" sur la face palmaire des mains (paume et dessous des doigts).

La réflexologie palmaire a une action calmante sur le système neuro-musculo-squelettique et une action drainante et vasculaire grâce aux réseaux artério-veineux.

Projection du corps au niveau des mains
Zones réflexes palmaires

La main est divisée en 3 parties : les phalanges, la paume et le poignet.

> ➢ **Haut de la main (haut du corps), les phalanges** : en rapport avec la tête et les organes sensoriels.

> ➢ **Milieu de la main (milieu du corps), la paume** : en rapport avec le thorax et l'abdomen.

> ➢ **Bas de la main (bas du corps), le poignet** : en rapport avec le bassin et la cavité pelvienne.

> ➢ **Bord médial (interne) osseux de la main** : en rapport avec la colonne vertébrale et les muscles du dos (pouce, 1er métacarpien, les os du carpe).

> ➢ **Bord latéral (externe) osseux de la main** : en rapport avec les membres supérieurs et inférieurs (5ème phalange, 5ème métacarpien, les os du carpe).

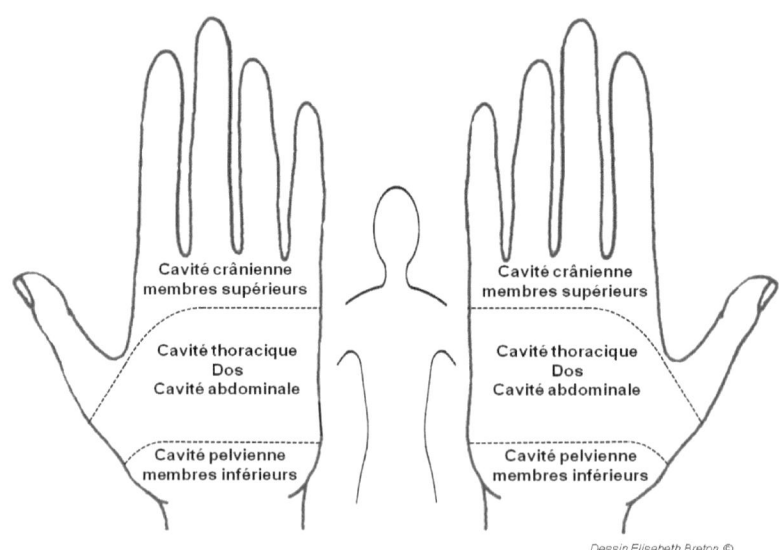

Cavité crânienne
membres supérieurs

Cavité thoracique
Dos
Cavité abdominale

Cavité pelvienne
membres inférieurs

Cavité crânienne
membres supérieurs

Cavité thoracique
Dos
Cavité abdominale

Cavité pelvienne
membres inférieurs

Dessin Elisabeth Breton ©

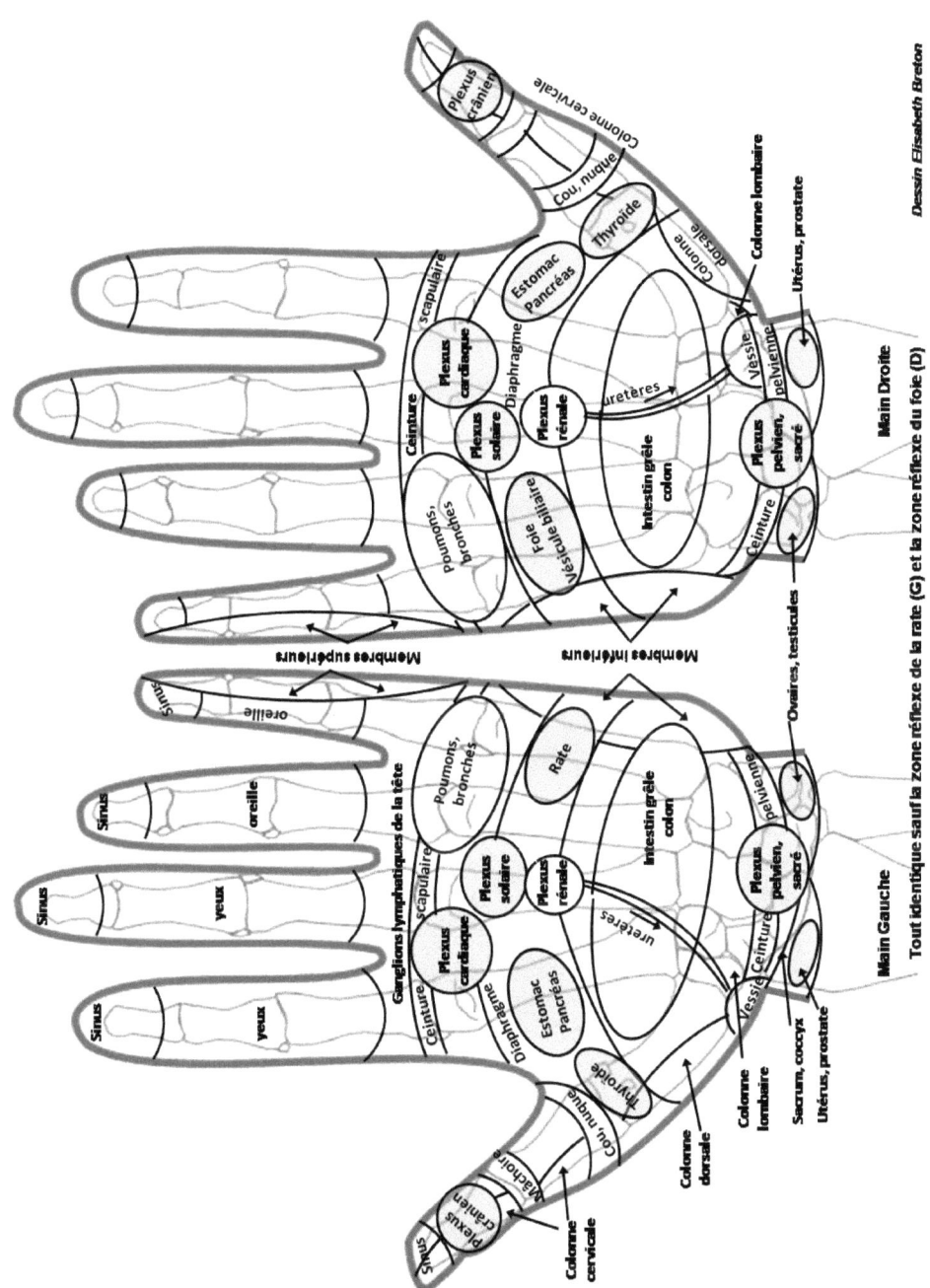

Dessin Elisabeth Breton

Main Droite

Tout identique sauf la zone réflexe de la rate (G) et la zone réflexe du foie (D)

Main Gauche

Plexus crânien
Colonne cervicale
Cou, nuque
Thyroïde
Estomac Pancréas
Colonne dorsale
Colonne lombaire
Utérus, prostate
Vessie
pelvienne
Plexus cardiaque
Ceinture
scapulaire
Diaphragme
Plexus solaire
Plexus rénale
uretères
Intestin grêle colon
Plexus pelvien, sacré
Ceinture
Ovaires, testicules
Foie Vésicule biliaire
Poumons, bronches
Membres supérieurs
Membres inférieurs

Sinus
oreille
Sinus
oreille
Sinus
yeux
Sinus
yeux
Ganglions lymphatiques de la tête
Poumons, bronches
Rate
Ceinture scapulaire
Plexus cardiaque
Diaphragme
Plexus solaire
Plexus rénale
Estomac Pancréas
uretères
Intestin grêle colon
Vessie
pelvienne
Plexus pelvien, sacré
Ceinture
Thyroïde
Cou, nuque
Mâchoire
Sinus
Plexus crânien
Colonne cervicale
Colonne dorsale
Colonne lombaire
Sacrum, coccyx
Utérus, prostate
Ovaires, testicules

65

Gestion du stress par les autostimulations palmaires

Exercez par des points de pressions quelques minutes chaque zones de la **paume de la main** :

1. Tête, cerveau
2. Thyroïde et parathyroïdes
3. Cœur
4. Poumons, bronches
5. Plexus solaire
6. Diaphragme

Trajectoire d'élimination :
À lisser plusieurs fois.

7. Glandes surrénales
8. Reins
9. Uretères
10. Vessie

Paume GAUCHE   Paume DROITE

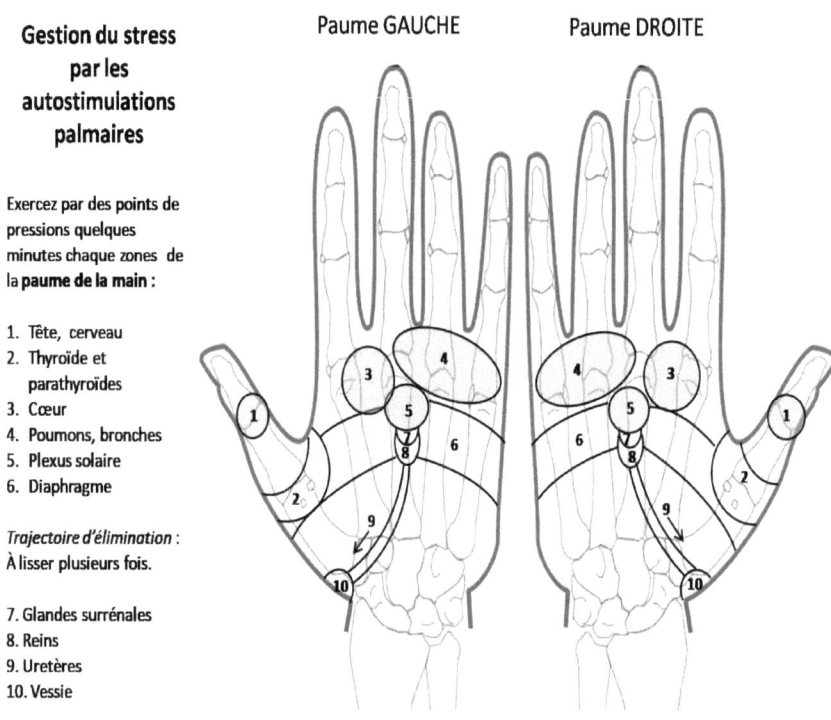

Dessin Elisabeth Breton

NOTE :

Les points réflexes palmaires peuvent également être travaillés en autostimulation.

Bienfaits de la réflexologie faciale et crânienne

La réflexologie crânienne est étroitement liée à la réflexologie faciale qui en découle directement. Héritée du médecin américain William Fitzgerald, la réflexologie crânienne, autrement dit la stimulation des zones réflexes du crâne, a notamment été initiée et développée par le Dr William Garner Sutherland (1873-1954), élève du fondateur de l'Ostéopathie Andrews Taylor Still (1828-1917).

La réflexologie crânienne part d'un principe simple : le crâne abrite, certes, notre cerveau mais aussi des glandes essentielles et indispensables au bon fonctionnement physiologique, émotionnel, physique et psychique de la personne. Il s'agit donc d'une partie du corps humain particulièrement riche et sensible.

On estime que la tête intègre à elle seule 300 points réflexes, où se concentrent des terminaisons nerveuses, souvent différentes de celles de l'acupuncture chinoise, permettant d'agir sur le cerveau et par là même sur l'état émotionnel de la personne.

Tous nos os, nos muscles, nos tendons, nos ligaments, nos viscères, nos organes, nos cellules sont protégées et enveloppés par des fascias, tissus conjonctifs.

Ce tissu omniprésent dans le corps ne recouvre pas seulement toutes les parties anatomiques de l'organisme, il est aussi le lieu d'animation rythmique qui assure l'équilibre entre le corps et le psychisme.

Les fascias sont dotés de souplesse et d'élasticité qui leur confèrent un rôle de ressort et d'amortisseur. Ils permettent ainsi l'adaptation du corps à ses différents mouvements et postures ainsi que l'absorption des contraintes.

Les fascias sont particulièrement sensibles à tout élément perturbateur, tel qu'un choc physique ou psychologique, une accumulation de stress ou une activité physique intense. Leur consistance souple, élastique et fluide devient dure, rigide et tendue.

Quels que soient les mouvements que nous effectuons, les fascias permettent de conserver une fluidité au geste grâce à leur plasticité et donc d'adapter la déformation proposée sans rupture. Les fascias jouent un rôle important dans l'équilibre du milieu intérieur, en assurant par leur rythmicité un drainage constant favorisant les échanges métaboliques.

A partir du crâne, les tensions peuvent descendre et affecter le cou, les trapèzes, les membres supérieurs, le sternum…..
La réflexologie faciale et crânienne vise à réduire le stress grâce à une stimulation des terminaisons nerveuses du cuir chevelu ou entre les sutures crâniennes.

La réflexologie faciale et crânienne a un double effet : à la fois une oxygénation et une détoxination des tissus environnants. La stimulation va permettre d'activer la microcirculation qui assure les échanges nutritionnels. Lorsque la microcirculation est relancée, les tissus sont plus souples, plus « moelleux » avec une sensation de chaleur. La peau retrouve une coloration plus rosée.

NOTE :
Les points réflexes de la tête peuvent également être travaillés en autostimulation.

Projection du corps au niveau du visage

La tête est divisée en 3 parties : le haut de la tête, le milieu du visage et le bas du visage.

- ➢ **Haut du visage (haut du corps), région du front et des sourcils** : en rapport avec la tête.
- ➢ **Milieu du visage (milieu du corps), région des yeux, des joues et du nez** : en rapport avec le thorax, l'abdomen et le dos.
- ➢ **Bas du visage (bas du corps), région de la mâchoire et du menton** : en rapport avec le bassin, la cavité pelvienne.
- ➢ **Ovale du visage :** en rapport avec les membres supérieurs et inférieurs.

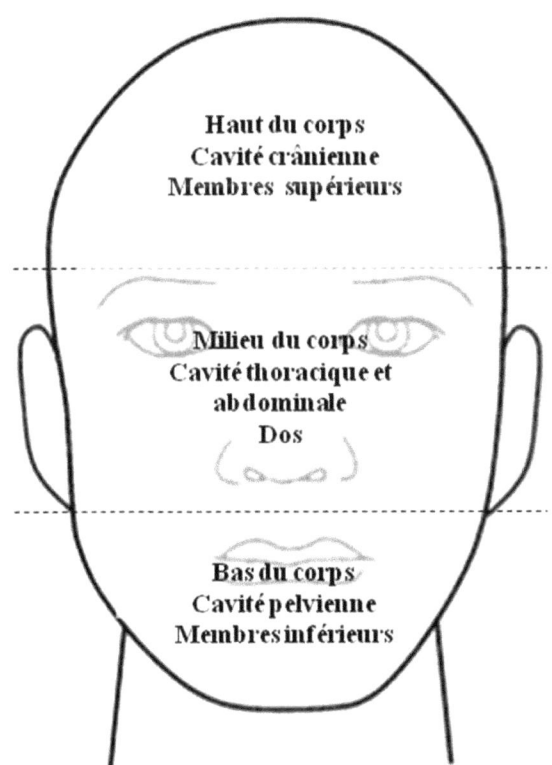

Dessin Elisabeth Breton©

Zones réflexes du visage

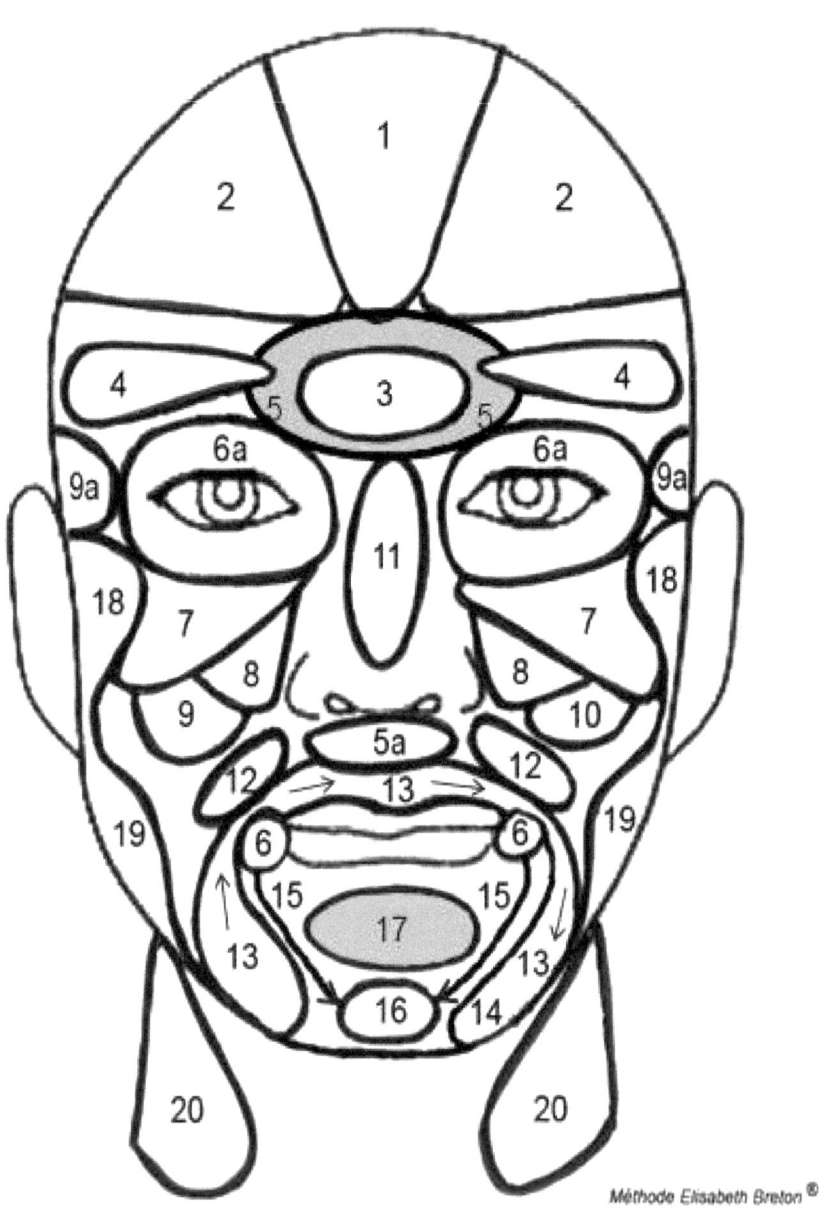

Méthode Elisabeth Breton ®

1.   Cavité crânienne, plexus crânien, cartographie corticale, cerveau limbique,

2.   Cerveau et la correspondance aux cinq sens (la vue, l'ouïe, l'odorat, le goût et le toucher), l'homonculus de Penfield,

3.   Glandes endocriniennes (thyroïde et parathyroïdes), le cou et la gorge,

4.   Ceinture scapulaire, épaules, bras,

5.   Cœur, plexus cardiaque et 5a. Indicateur supplémentaire pour le bilan,

6.   Reins et glandes surrénales et 6a. Indicateur supplémentaire pour le bilan, (face postérieure) et face antérieure, en rapport avec les seins, poitrine, glandes mammaires,

7.   Poumons, bronche, cage thoracique, côtes, diaphragme

8.   Estomac, pancréas, diaphragme

9.   Foie – vésicule biliaire et   9a. Indicateur supplémentaire pour le bilan,

10.   Rate,

11.   Colonne vertébrale, muscles du dos (face postérieure) et sternum, côtes,

12.   Intestin grêle,

13.   Colon ascendant, transverse, descendant, et colon sigmoïde,

14.   Rectum – anus,

15.   Uretères (grande virgule : 6, 15 et 16 – trajectoire d'élimination rein-vessie),

16.   Vessie,

17.   Prostate et organes de reproduction (ovaires, utérus, testicules), plexus pelvien,

18.   Membres supérieurs (système musculo-squelettique, vasculaire et lymphatique),

19.   Membres inférieurs (système musculo-squelettique, vasculaire et lymphatique),

20.   Ganglions lymphatiques de la tête et du tronc.

CONCLUSION

ETUDES SCIENTIFIQUE

"Fasciathérapie et réflexologie comparées à L'hypnose et à la musicothérapie dans la gestion dus stress"

Elisabeth Breton a participé à une **étude multicentrique** sur les effets de quatre méthodes non pharmacologiques évaluant le niveau du stress avant et après application d'une séance (de chacune d'elles). Elle a piloté la branche REFLEXOLOGIE, l'une des quatre méthodes appliquées dans cette étude.

L'évaluation du degré de stress est effectuée en utilisant l'échelle STAI-Y qui interroge sur l'intensité de l'anxiété reconnue classiquement comme l'un des paramètres cliniques du stress. Le STAI (Spielberger 1966), ou State Trait Inventory Anxiety, est une échelle d'évaluation autoadministrée, qui a été largement utilisée par plus de 2000 études publiées depuis sa création.

Le STAI-Y comprend 2 échelles composées de 20 items chacune :

- **L'échelle d'Anxiété-Trait (STAI-Trait)** évalue l'intensité du trait anxieux de la personnalité du sujet, telle qu'il la ressent habituellement en termes de fréquence. Avec cette échelle, l'anxiété est donc évaluée comme une disposition stable, et donc administrée une seule fois avant la séance de réflexologie.

- **L'échelle d'Anxiété-Etat (STAI-Etat)** évalue l'anxiété ressentie sur le moment de l'évaluation et les réponses sont fournies en termes d'intensité. C'est donc un indicateur qui permet d'apprécier les modifications de l'état d'anxiété, en comparant les valeurs obtenues avant et après un soin ou une pratique. Dans cette étude, la passation du STAI-Etat s'effectue donc immédiatement avant et après la séance de réflexologie.

La comparaison des résultats produits avec ceux recueillis dans d'autres groupes ayant bénéficié de techniques antistress différentes, et soumises au même protocole, permet d'inscrire la réflexologie parmi l'éventail des possibilités *non pharmacologiques dans la gestion du stress.*

NOTE :

Remerciements aux praticiens réflexologues du Centre de formation d'Elisabeth Breton, qui ont activement participé à cette étude de recherche sur l'évaluation du stress.

Cette étude a été publiée dans la revue HEGEL.
Hegel Vol. 8 N° 2 - 2018
Evaluer les effets de la réflexologie : réflexion à propos d'une étude clinique sur le stress du quotidien
https://www.reflexobreton.fr/wp-content/uploads/2018/07/20180719_Reflexobreton_Evaluer-les-effets-de-la-reflexologie.pdf

« Apport de la réflexologie dans le degré d'exposition et dans l'amélioration de la symptomatologie du burnout »

Essai pluricentrique « en ouvert ». Participation des réflexologues de l'école Elisabeth Breton.

Objectif principal de l'étude : Evaluation de l'apport de la réflexologie sur le degré d'exposition au burnout (**échelle BMS-10**).

Objectif secondaire de l'étude : Evaluation de la réflexologie sur l'amélioration de la symptomatologie du burnout (**échelle MBI-HSS**).

L'étude permettra de déterminer « le risque d'exposition au burnout » des personnes dites stressées et de montrer que ce risque d'exposition est moindre APRES l'intervention qu'avant.

Ainsi, on ne parle pas de burnout au sens littéral du terme, mais seulement du degré d'exposition. On pourrait dire de la chance – ou plutôt de la malchance – de développer un jour un burnout, car plus le taux d'exposition est élevé plus le risque d'être impacté un jour par le burnout est fort » (Dr Jacquet).

RESULTATS (sur 20 observations terminées) :

23 sujets (20 femmes et 3 hommes), dont 3 sujets exclus en cours d'essai (cause arrêt de travail ou traitement médical).

- ➤ Diminution du score de l'échelle BMS-10 (= amélioration)
- ➤ Diminution du score de l'épuisement professionnel (= amélioration)
- ➤ Diminution du score de la dépersonnalisation (= amélioration)
- ➤ Augmentation du score d'accomplissement personnel (= amélioration)

L'essai n'étant pas terminé, les analyses statistiques n'ont pas encore été réalisées. On peut néanmoins remarquer une forte diminution du score d'échelle BMS10 (~ 50 %) et une amélioration des items de l'échelle MBI-

HSS. On peut raisonnablement penser que la statistique mettra en évidence la significativité de ces variations.

Médecin coordonnateur du projet : Dr Alain JACQUET – médecin, chercheur, pharmacologue du Département de Pharmacologie Clinique de l'Université Victor-Segalen Bordeaux II – CHU de Bordeaux.

Cette étude a été publiée dans la revue HEGEL.
Hegel Vol.9 N°2-2019
http://documents.irevues.inist.fr/bitstream/handle/2042/70218/HEGEL_2019_ 2_7.pdf?sequence=1

Elisabeth Breton a publié plusieurs articles sur la réflexologie dans la revue scientifique HEGEL et diffusés sur Cairn.info
https://www.cairn.info/publications-de-Elisabeth-Breton--708016.htm

Reconnaissance professionnelle du métier de réflexologue en France

Depuis 2015, reconnaissance professionnelle de l'activité de réflexologue. Le TITRE PROFESSIONNEL DE REFLEXOLOGUE est enregistré au Répertoire National des Certifications Professionnelles (RNCP).

Le Centre de formation Elisabeth Breton est le premier centre qui a obtenu la reconnaissance du titre de réflexologue RNCP, (Certification professionnelle de réflexologue reconnue par l'Etat, publication au Journal Officiel du 25/07/2015).

Une certification professionnelle atteste d'une « qualification » c'est-à-dire de capacités à réaliser des activités professionnelles dans le cadre de plusieurs situations de travail et à des degrés de responsabilités définis dans un « référentiel d'activités et référentiel de certification ».
Le Répertoire national des certifications professionnelles (RNCP) évalue les titres et certificats d'école qui mènent à un métier.

L'Office national d'information sur les enseignements et les professions (ONISEP) est un acteur essentiel pour l'orientation professionnelle des étudiants et des personnes souhaitant réorienter leur parcours professionnel. Le site de l'ONISEP diffuse sa propre fiche sur le métier de Réflexologue RNCP.

L'activité de réflexologue est répertoriée à l'INSEE (Institut national de la statistique et des études économiques), dans la catégorie : Santé humaine et action sociale - Code APE : *8690F Activités de santé humaine non classées ailleurs.*

Le réflexologue est un professionnel de la relation d'aide, du développement personnel et du bien-être de la personne (Pôle emploi, Répertoire Opérationnel des Métiers et des Emplois, *fiche N° K1103, Développement Personnel et Bien-être de la personne*).

Débouchés professionnels - Secteurs d'activités

Le réflexologue peut intervenir dans le domaine médical, paramédical, social, sportif, ainsi que dans le domaine de l'esthétique et du bien-être.
Le réflexologue peut exercer sous toute forme de statut professionnel. Le statut le plus souvent utilisé est toutefois celui de profession libérale ou auto-entrepreneur. Il peut également être salarié d'une structure : portage salarial, entreprises, associations, hôpitaux, centres sportifs, instituts de beauté, etc.

Le métier de réflexologue peut s'exercer dans différents secteurs et offre des débouchés professionnels très porteurs. La pratique de la réflexologie n'est pas assimilée à une profession médicale ou paramédicale, elle peut être considérée comme une nouvelle profession à part entière.

La reconnaissance du métier de réflexologue est aujourd'hui importante pour identifier les professionnels compétents, de haut niveau et capable de développer ce type d'approche dans une vraie démarche qualitative.

Le métier de réflexologue n'est pas réglementé à ce jour.

Une démarche de normalisation du métier de réflexologue a été entreprise au sein de la Collégiale des Fédérations et des Syndicats de la réflexologie en 2023. Procédure en cours avec AFNOR.

… A suivre ☺

Biographie de l'auteur

Elisabeth Breton, criminologue de formation universitaire, s'oriente depuis 2001 vers le domaine de la Prévention, Gestion du stress et Bien-être de la personne. Spécialisée dans les techniques de relaxation et de stimulation réflexes.

Présidente de l'Association des Réflexologues RNCP (ARRNCP), de la Fédération Francophone des Praticiens et Enseignants de la Réflexologie (FFPER) et de l'association « La Fontaine du Bien-être ».

Elisabeth Breton est membre :
- *De l'Association La Douleur et le Patient Douloureux (LDPD)*
- *Du Réseau Citoyen de l'Agence MCA (RC-AMCA)*
- *Du Groupe d'Evaluation des Thérapies Complémentaires Personnalisées (GETCOP)*
- *De la Chambre des Praticiens de la Santé Durable*

Spécialisée en :
- *Gestion du Stress et de l'Anxiété, à SYMBIOFI (Interactive emotional self-therapy, Innovative Solutions for Stress), partenaire du CHRU de Lille*
- *Gestion Médicale du Stress, à AEMI (Académie Européenne Médecine Intégrative).*

Participation aux congrès scientifiques depuis 2015 :
- *Anti-aging Medicine European Congress (AMEC)*
- *Groupe d'Evaluation des Thérapies Complémentaires Personnalisées (GETCOP)*
- *Intervention Non Médicamenteuses (ICEPS, NPIS)*

Elisabeth Breton est auteure de plusieurs livres :

➢ *« Réflexologie pour la forme et le bien-être », Editions Vie, 2014*

➢ *« Réflexologie, un vrai remède au stress », Editions Vie, 2015*

➢ *« Réflexologie Faciale et Crânienne », Editions Vie, 2015*

➢ *« Le stress, ça vous parle ? Comprendre son histoire et ses mécanismes », Editions Vie, 2021*

➢ *« Réflexologie et Troubles fonctionnels » Edition DUNOD, 2022.*

Références bibliographiques

1. « *Techniques Réflexes conjonctives, périostées et dermalgies viscéro-cutanées* », Raymond Richard, D.O. - Richard's Osteopathic Research Institute (RORI).

2. « *Contribution ostéopathique à la réflexologie plantaire* », Cours de Mr Albert Debouté, D.O. Ostéopathe - Kinésithérapeute DE, DU de kinésithérapie respiratoire, Université Paris V, formateur à L'EFSO et l'IRTM.

3. « *Gestion du stress et de l'anxiété* », Dominique Servant, CHRU de Lille (2013).

4. « *Anatomie du stress* » Thurin Jean-Michel. (2007), Le journal du CNRS, N°212, septembre 2007.

5. « *Stress, pathologies et immunité* » Thurin J-M, Baumann N. (2003), Paris : Médecine-Science, Flamarion.

6. D.U. « *Stress, traumatisme et pathologies* », par Nadine Quéré, Unité de Formation et de Recherche de Médecine Pierre et Marie Curie, Masseur-Kinésithérapeute D.E, Consultante en Gestion du stress.

7. « *Utilisation des techniques de relaxation dans les états de stress* », Cours de Nadine Quéré, Masseur-kinésithérapeute D.E., Thérapie manuelle des fascias, Consultante en gestion du stress.

8. « *Ma remise en forme en 1 weekend* », Dr Joakim Valéro, FirstEditions.

9. « *Nutrition, Bien-être et Stress* », Cours de Dr Joakim Valéro, Médecin nutritionniste gériatre, intervenant au sein de l'école de réflexologie d'Elisabeth Breton.

10. « *La peau et la beauté* », Cours de Catherine Dutray, ergothérapeute et formatrice en Esthétique-Cosmétique, intervenante au sein de l'école de réflexologie d'Elisabeth Breton.

11. « *Sensibilisation du praticien au toucher et à la psychologie du toucher relationnel* », Cours de Maria Meschke, psychologue clinicienne et Docteur

en psychologie, intervenante au sein de l'école de réflexologie d'Elisabeth Breton.

12. « *ABC de la réflexologie plantaire* », Dr. Denis Lamboley, Editions Grancher.

13. « *Mon corps au pays des merveilles* », Dr. Clara Naudi, Editions Phidias.

14. « *L'ionocinèse, théorie et pratique* », Docteur Jacques Janet, Editions Bionat.

15. « *La réflexologie et ses effets sur la douleur, la fatigue et l'anxiété chez les patients souffrant de cancer* », Travail de Pasche Jennifer et Zingg Anne-Laure, Haute Ecole de Santé Vaud, Filière Physiothérapie, Lausanne en 2012.

16. « *Peut-on utiliser la réflexologie pour travailler le stress et l'angoisse chez une personne âgée démente privée de communication verbale ?* », Sylvie Colorado, psychologue clinicienne, Mémoire de Diplôme Universitaire de Géronto-Psychiatrie Faculté Paris VI, année 2012-2013.

17. « *Grand manuel de réflexothérapie - Fondement neuro-anatomiques et applications thérapeutiques* » du Docteur Philippe Malafosse, Edition DUNOD, 2020.

Quelques références liens sites

Centre de formation Elisabeth Breton

www.reflexobreton.fr

Association des Réflexologues RNCP (ARRNCP)

https://www.reflexologues-rncp.com/

Association La Douleur et le Patient Douloureux

http://www.la-douleur-et-le-patient-douloureux.fr/Accueil/accueil.php

Association La Fontaine du Bien-être

http://www.fontainedubienetre.fr/

Collégiale des Fédérations et des Syndicats de la Réflexologie

https://collegiale-federations-syndicats-reflexologie.com/

Réseau Citoyen -Agence Médecine Complémentaire et Adaptées (A-MCA)

https://www.agencemca.fr/

Office national d'information sur les enseignements et les professions (ONISEP)

https://www.onisep.fr

Groupe d'Evaluation des Thérapies Complémentaires Personnalisées (GETCOP)

http://congres-therapiescomplementaires.org/getcop_home.php

NON-PHARMACOLOGICAL INTERVENTION SOCIETY (NPIS)

https://npisociety.org/

La Chambre des Professions de la Santé Durable

http://www.chambre-professions-sante-durable.fr/

La Chambre Nationale des Professions Libérale (CNPL)

https://www.cnpl.org/

Centre de Formation « Toucher-massage pour bébé »

http://www.grainedemassage.fr/

Prévention et Gestion du stress

https://www.preventiongestionstress.com/

Psycho&Bien-être, *Portail de la Psycho, de la Santé et du Bien-être*

http://www.psycho-bien-etre.be/bien-etre/reflexologie

Soigner le stress : nouveaux outils, nouvelles approches

www.symbiofi.com

HANTONE® - l'Accompagnement des personnes fragiles
https://www.hantone.fr/

ReflexoVISU

https://www.reflexovisu.fr/

ReflexoEXPERT

https://www.reflexoexpert.fr/

Le Point Réflexe - Magazine

https://www.reflexesante.ch/magazine

ICAMAR – Revue médicale sur l'auriculothérapie et l'acupression auriculaire

http://www.icamar.org

HEGEL – Revue scientifique et médicale

https://www.cairn.info/revue-hegel.htm

NUMETIK AVOCATS

https://www.numetik-avocats.fr/

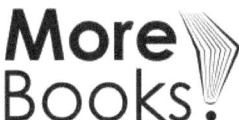
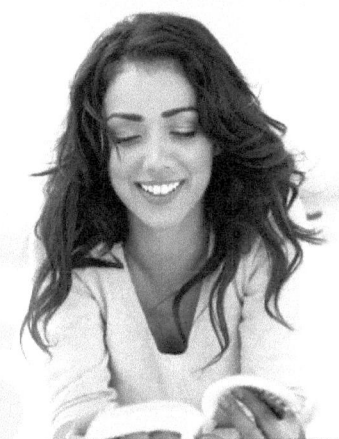
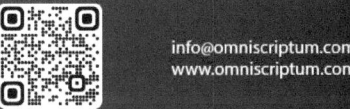
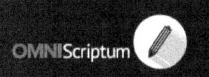

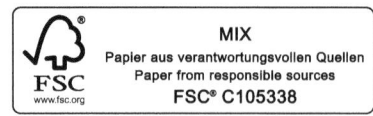
Printed by Books on Demand GmbH, Norderstedt / Germany